新　潮　文　庫

朽ちていった命

—被曝治療83日間の記録—

ＮＨＫ「東海村臨界事故」取材班

新　潮　社　版

8047

目次

本文に記載されている組織名、役職名等は、
すべて一九九九年当時のものです。

朽ちていった命

被曝治療83日間の記録

被《ひ》曝《ばく》

一九九九年九月三〇日

夏が終わったにもかかわらず、強い日差しが照りつけていた。暑い一日になりそうだった。

茨城県東海村の核燃料加工施設「ジェー・シー・オー（JCO）東海事業所」は東海村と那珂町《なかまち》との境の国道六号線から少し入ったところにある。一五ヘクタールあまりの敷地の周囲には飲食店や民家が点在している。このJCO東海事業所に作業員として勤める大内久《おおうちひさし》は、いつもどおり午前七時に職場に出勤した。

大内は三五歳。妻と小学三年生になる息子がいる。息子の小学校入学にあわせて実家の敷地に家を新築し、家族三人で暮らしていた。

几帳面《きちようめん》な性格の大内は毎日午前六時には起きて、六時四〇分に家を出た。一日一箱のたばこを吸い、午後五時過ぎに帰宅したあと、焼酎《しようちゆう》の水割りを二杯ほど飲んで、九時には寝る。それが大内の日常だった。

一九九九年九月三〇日。この日も、そうしたいつもと変わらない一日になるはずだった。

この日、大内は午前一〇時に事業所内の転換試験棟という建物で作業を始めた。核燃料サイクル開発機構の高速実験炉「常陽」で使うウラン燃料の加工作業だった。

大内にとって、転換試験棟での作業は初めてだった。上司と同僚の三人で九月一〇日から作業に当たってきて、いよいよ仕上げの段階に来ていた。大内は最初、上司の指示に従い、ステンレス製のバケツの中で溶かしたウラン溶液をヌッチェとよばれる濾過器《ろかき》で濾過していた。上司と同僚は濾過した溶液を「沈殿槽」という大型の容器に移し替えていた。上司はハンドホールとよばれる覗《のぞ》き窓のようになった穴にロウトを差し込んで支え、同僚がステンレス製のビーカーでウラン溶液を流し込んだ。濾過の作業を終えた大内は上司と交代し、ロウトを支える作業を受け持った。

バケツで七杯目。最後のウラン溶液を同僚が流し込み始めたとき、大内はパシッという音とともに青い光を見た。臨界に達したときに放たれる「チェレンコフの光」だった。その瞬間、放射線のなかでももっともエネルギーの大きい中性子線が大内たちの体を突き抜けた。

被曝《ひばく》したのだった。

午前一〇時三五分、放射線が出たことを知らせるエリアモニターのサイレンが事業所内に鳴り響いた。

「逃げろ！」

別室に移っていた上司が叫んだ。大内は急いでその場を離れ、放射線管理区域の外にある更衣室に逃げ込んだ。と、その直後、突然嘔吐《おうと》し、意識を失った……。

そのころ、東京大学医学部教授・前川和彦《まえかわかずひこ》は東京駅へ向かう列車の中にいた。前川はこの前日、新潟県柏崎市で開かれた「緊急被ばく医療に係わる情報交換会」に出席していた。東京電力柏崎・刈羽《かりわ》原子力発電所の関係者と地元の医療関係者、それに消防本部が、放射線事故で被曝した患者が出た場合の対応について話し合う会合だった。

前川の専門は救急医療だ。救急医療は医療関係者の間でも「ヤクザな現場」とされる。心臓病、脳卒中、けが。さまざまな症状で突然運び込まれてくる患者たち。

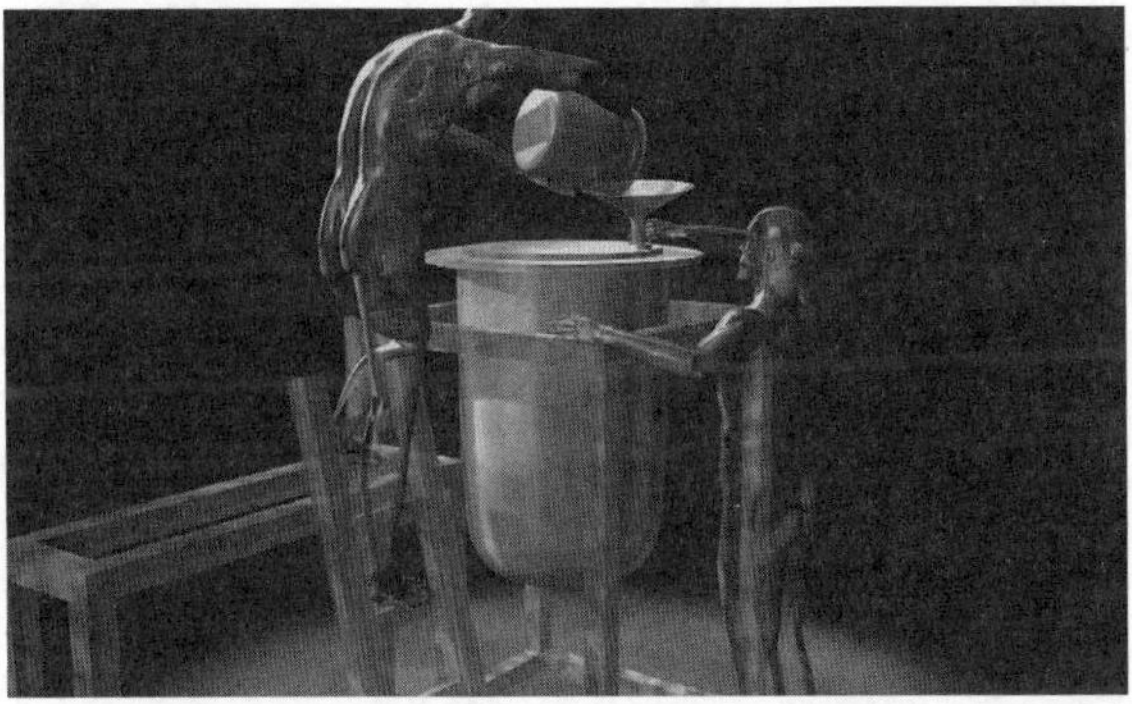

事故発生時の作業状況。大内氏はウラン溶液を注ぐロウトを支えていた。溶液を注いでいた篠原理人氏も大量の中性子線を浴びた

心臓が止まった状態で運び込まれる患者も大勢いる。その現場で三〇年以上にわたって治療に当たってきた。教授になったいまでも痩身《そうしん》に白衣をまとって毎日病棟の回診を欠かさない。眼鏡の奥の鋭い双眸《そうぼう》が患者に接するときにはやさしい光をたたえる。意識のない患者でもそれは変わらない。

現場第一を主義に医師として生活を送ってきた前川には、最近まで原子力との接点はなかった。そんな前川が柏崎での会議に出席したのは、原子力安全研究協会被ばく医療対策専門委員会の委員長を務めていたからだ。前川にとってはまったく畑違いの仕事だったが、原子力安全委員で、東京大学医学部放射線健康管理学講座教授だった青木芳朗《あおきよしろう》からの依頼を断りきれず、二年前に原子力関連のさまざまな役職を引き継いだのだ。青木は「放射線被曝患者が最初に運び込まれるのは救急医療機関なのだから、君も被曝医療に関わるべきではないか」と前川を説得した。しかし青木が期待したのは、実は前川の実行力だったのかもしれない。飛び込んでくる難題に焦《あせ》らず、全力で立ち向かう前川の個性が、当時整っていなかった被曝医療体制の基礎作りに役立つと考えたのだろう。

被曝医療の専門家として歩み始めた前川は、前日の情報交換会で、原子力関連施設周辺の病院医師や医療スタッフに被曝医療の知識が徹底して教育されていないことをあらためて思い知り、驚いていた。

「もしいま本当に被曝事故が起きたら……」

帰りの列車で、前川は被曝医療の体制を整えるためには相当な時間がかかることを痛感し、暗澹《あんたん》たる気持ちになっていた。


午後一時二八分。前川を乗せた特急「あさひ三一四号」は東京駅に到着した。これからまた本業の救急医にもどらなくてはならない。ホームに降りたとき、突然、携帯電話が鳴った。医局に出入りしている製薬会社の営業担当者からだった。

「東海村の原子力関連施設で何か放射線の事故があったようです」

国内の原子力関連施設で、重大な被曝事故が起こったことは、これまでなかった。

「一体どの程度の事故なのだろう?」

前川は、とにかくまず病院にもどろうとタクシーに乗り込んだ。

病院の医局に到着すると真っ先にテレビのスイッチを入れた。目に飛び込んできたのは、これまで見たことのない映像だった。活性炭入りフィルターが付いたガスマスクのような防護マスクで顔を覆《おお》い、白い放射線防護服で頭から足先まですっぽりと身を包んだ数人の医師と看護婦が、患者を乗せたストレッチャーを運んでいた。患者は体中、透明のビニールで包まれていた。

患者の運び込まれた建物が、何度も訪れたことのある千葉県の放射線医学総合研究所（放医研）の入口だと気づくのに多少の時間がかかった。ニュースは、茨城県東海村の核燃料加工施設で事故があり、作業員三人が倒れたと伝えていた。三人は、事故が起きた施設に近い国立水戸病院にいったん運ばれたのち、ヘリコプターで放医研に収容されたという。放射線事故で患者が運び込まれるときに防護マスクをつけることはめったにない。それなのに放射線被曝治療の専門家がそろった放医研で、スタッフがいま防護マスクをつけ、放射線防護服を着ている。

「物々しすぎる」

前川はそう感じ、何か重大なことが起こったに違いないと確信した。前川は教授室にもどり、放医研の放射線障害医療部臨床免疫《めんえき》室長・鈴木《すずき》元《げん》の携帯電話にダイヤルした。

鈴木は東京大学医学部を経て一九八五年に放医研に移った。一九五四年にアメリカが太平洋のビキニ環礁《かんしょう》でおこなった水爆実験の際、近くを航行していて被曝した日本人漁民の健康診断を毎年おこなうなど、被曝治療の専門家として活躍している。大柄で温厚な鈴木は、いつも落ち着いて見える。ところが、その鈴木が受話器の向こう側で混乱しているのが手にとるように伝わってきた。

鈴木は午後五時半頃から開かれていた放医研での初めての全体会議の最中に前川からの電話を受けた。鈴木は前川に、症状や緊急の血液検査の結果などから見て、運び込まれた三人のうち、大内と同僚の二人が非常に高い線量の被曝をしたものと考えられると話した。また三人が放射性物質を浴びていないことや、大内の吐しゃ物を分析した結果、ナトリウム24が検出されたことから、中性子線による被曝、つまり「臨界事故」だと確信していると伝えた。

「臨界」というのは核分裂連鎖反応が持続して起こる状態のことをいう。核分裂反応が起きると大量の中性子線が放出される。中性子線は人体の中にあるナトリウムをナトリウム24という放射性物質に変える。

鈴木の言うように本当に臨界事故だとしたら、国内では初めてのケースだ。しかも重度の被曝患者が出たという。前川は何か手助けをしたいと鈴木に伝えた。

前川は鈴木との電話を切ったあと、現場の忙しさを思い、放医研所長の佐々木康人《ささきやすひと》に連絡をとることをしばらくためらった。ようやく意を決して受話器を取ったのは午後六時半。前川は電話口に出た佐々木に、自分が委員長を務める「緊急被ばく医療ネットワーク会議」の開催を提案した。ネットワーク会議は国の防災基本計画にもとづいて設置された組織だ。被曝医療の専門家同士の情報交換や研究の協力などを目的にこの前年の一九九八年七月に発足した。

佐々木はネットワーク会議の開催を承諾し、会合は翌日の朝からおこなわれることになった。

このとき前川は、自分自身が被曝治療の中心を担《にな》うことになろうとは夢にも思っていなかった。

邂《かい》　逅《こう》——被曝二日目

一〇月一日午前一〇時。千葉市稲毛区にある放医研・重粒子治療センター三階の会議室に被曝医療などの専門家一七人が集まった。委員長の前川をはじめ、放医研から所長の佐々木、鈴木などのスタッフ、それに東京大学医科学研究所附属病院長の浅野《あさの》茂隆《しげたか》や国立病院東京災害医療センター副院長の邉見弘《へんみひろし》などが参加して、緊急被ばく医療ネットワーク会議の臨時拡大会議が開かれたのだ。

会議の直前、日本で初めての臨界事故はようやく収束していた。

臨界による核分裂の連鎖反応は膨大なエネルギーを生み出す。原子爆弾はこのエネルギーを破壊のために使うが、原子力発電所は原子炉を分厚いコンクリートと金属で覆《おお》い人為的にコントロールし、発電のために利用している。

今回の事故では最初に臨界に達した際の瞬間的なピークの後も臨界が継続してい

た。まったくコントロールがきかないうえ、放射線を閉じこめる防護措置もない「裸の原子炉」が突如、村の中に出現したのだった。この事態に、東海村は事故現場から三五〇メートルの範囲の住民に避難を要請、茨城県も半径一〇キロメートル圏内の住民約三一万人に屋内退避を勧告した。現場ではJCOの社員による決死隊が組織され、国の現地対策本部の指揮下で、臨界を収束させる作戦が展開された。その結果、この日午前六時一五分、一九時間四〇分にわたって中性子線を出しつづけた「裸の原子炉」は、ようやく消滅した。

事故直後の混乱のため、この日の会議の議事録は残っていない。放医研の事務職員が書いたとみられる文字の乱れたメモが唯一《ゆいいつ》残った記録だ。

被曝治療に当たってもっとも重要な情報は、患者がどの程度の放射線を浴びたかだ。メモには「被ばく量　8Sv」と記されている。Svは「シーベルト」と読む。被曝した放射線の量を表す単位だ。大内は事故直後に嘔吐《おうと》し、一時意識を失うなどの症状があった。メモの記述は、大内のこれらの症状をIAEA（国際原子力機関）が定めた推定被曝量に照らすと、八シーベルト以上の放射線を浴びた可能性が高いと推定したことを示している。八シーベルト以上の放射線を浴びた場合の死亡率は一〇〇パーセントだ。染色体検査などの結果から、最終的に大内の被曝量は二〇シーベルト前後とされた。これは一般の人が一年間に浴びる限度とされる量のおよそ二万倍に相当する。

また、血液の状態について「リンパ球　下がっている　絶対数が少ない」と記されている。体を細菌やウイルスなどの外敵から守る白血球のうち、リンパ球が激減していることが報告されたのだ。白血球のなかに占めるリンパ球の割合は通常二五パーセントから四八パーセント。被曝から九時間後に採取された大内のリンパ球の割合はわずか一・九パーセントだった。

会議は午後までつづいた。終了後、前川は他の医師たちとともに病棟に向かった。三人が入院していたのは会議が開かれた重粒子治療センター五階の無菌室のある病棟だった。無菌室の入口で専用のガウンとマスクを付け、手を消毒した。前川にとって、大量に被曝した患者を診るのは初めてだった。

大内は無菌室に二つあるベッドの手前のほうで寝ていた。身長一七四センチ、体重七六キロ。高校時代ラグビーの選手だった大内はがっちりした体をしていた。

前川は大内の様子に一瞬目をみはった。どこから見ても重症患者には見えなかっ

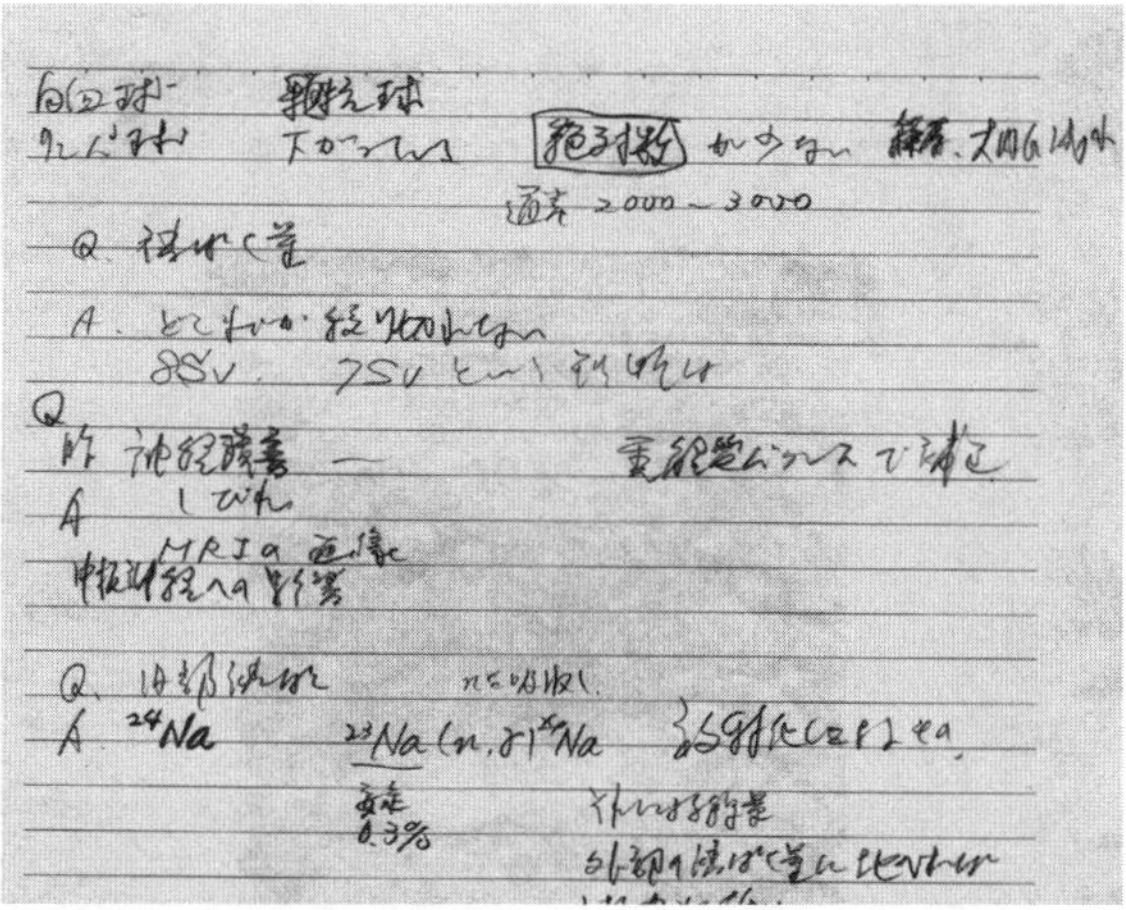
白血球　顆粒球
リンパ球　下がっている　絶対数が少ない
通常 2000〜3000
Q. 被ばく量
8Sv、7Sv
Q
A　しびれ
MRIの画像
中枢神経への影響
A　^{24}Na　$^{23}Na(n,\gamma)^{24}Na$
0.3%
外部の被ばく量に比べれば

事故翌日におこなわれた緊急被ばく医療ネットワーク会議でのメモ（部分）。被曝量の推定値のほか、リンパ球の減少についての記載がある

たのだ。顔面が少し赤くなって、むくみ、白目の部分がちょっと充血しているなと感じたが、皮膚が焼けただれているわけでもなく、はがれ落ちているわけでもなかった。水ぶくれさえなかった。意識もしっかりしていた。医師の目にも重い放射線障害があるとは見えなかった。

前川が「苦痛はないですか」とたずねると、大内は、耳の下のあたりや右手に痛みがあると訴えた。

後に前川はこう語っている。

「大内さんの受け答えは正確で素直で、しっかりしていました。被曝線量がもっとも高いと教えられていた大内さんが、精神的には三人の患者さんのなかでもっとも落ち着いていたことをはっきりとおぼえています。目の前にいる大内さんを見ているかぎり、浴びた放射線の量や減りつづけるリンパ球などのデータとは関係なく、「命を救えるのではないか」と思いました」

この日の夕方、前川はある決心を会議に出席したメンバーの一人に伝えている。三菱神戸病院外科医長の衣笠達也《きぬがさたつや》だった。衣笠は、そのときの様子についてつぎのように語る。

「午後の会議が終わってから、前川教授と二人になりました。前川教授は「私が診ましょう。連れて帰る」とおっしゃいました。私は「負け戦ですよ」と考え直すよう説得しました。負け戦というと誤解されるかもしれませんが、どう考えても現在の医学で大内さんを救うことはできなかった。専門であればあるほど、はっきりとわかります。大内さんが浴びた放射線の量はそれほど多かったのです。

でも、前川教授は決意を変えませんでした。前川教授は「患者さんが気の毒じゃないか。うちで最高の全身管理をしてあげたい」とおっしゃいました。私は「わかりました」と答えるしかありませんでした。

医師が患者を死なせてしまうことはどんなことがあっても不名誉なことです。その不名誉をあえて背負ってでも助けたいと思っているのだから、そう言われると、あとは協力するしかありませんでしたね」

実際、衣笠は大内の転院後も東大病院に泊まり込んで前川を助けた。前川の情熱が衣笠を動かしたのだった。

しかしこの日、大内の症状はすでに悪化の兆《きざ》しを見せていた。尿の量が少し減り、血液中の酸素濃度が下がったため、酸素吸入などの治療が始められた。腹も少し張ってきていた。腸に障害が出始めたのかもしれなかった。

目を離せない状態だと思った前川は、容態が落ち着くまで放医研に残った。全身状態の医学的な管理が必要だ。それも思った以上にきめ細かい診療体制で看《み》る必要がある。そう考えながら、東京へ向かう最終電車に乗った。

転　院——被曝三日目

一〇月二日土曜日、被曝から三日目。前川は朝早く東大病院に立ち寄って、大内たちに投与する薬をピックアップしてから再び放医研を訪れた。午前中、前川も出席して、症状の悪化が始まった大内の治療についての検討会が開かれた。

大内に必要と考えられる治療は大きく分けて二つあった。一つは悪化が予想される全身状態の集中管理、もう一つは体を外敵から守る免疫力《めんえきりょく》を取りもどさせる治療だった。

大量の放射線に被曝すると、体の中でも細胞分裂の活発な部分、つまり細胞が次々と生まれ変わっている部分から影響が出てくる。免疫をつかさどる白血球、腸の粘膜、皮膚などだ。とくに白血球が少なくなるとウイルスや細菌、カビなどに感染しやすくなり、ときにその感染が命取りになる。その治療法として、白血球などの血液を作り出すもとになる造血幹細胞《ぞうけつかんさいぼう》を移植して免疫力を取りもどさせる方法がある。しかし、放医研は造血幹細胞移植の経験がなかった。

また、今後はさらに全身にわたる症状の悪化が予測される。血液内科、消化器内科、皮膚科など専門家の連携が求められるようになるだろう。それには総合病院、なかでも造血幹細胞移植の経験が豊富で、集中治療の可能な病院に転院させる必要があった。

「東大病院はいかがでしょうか？」

放医研所長の佐々木康人が前川に聞いた。

大内を引き受けることは大変な責任を負うことになると、あらためて考えながらも、前川の肚《はら》はすでに決まっていた。

国内で初めての臨界事故による被曝患者の治療。大内の全身を襲うであろう症状を考えると、病院全体の協力がなければ治療はできない。とにかく、すぐ病院に連絡をとろう。前川は会議の席上にもかかわらず、携帯電話を取り出した。

まず病院長の武谷雄二《たけたにゆうじ》に話して転院の了承をとった前川は、つづいて、無菌治療部副部長・平井《ひらい》久丸《ひさまる》の自宅の番号を押した。

平井は造血幹細胞移植の分野では国内でも有数の権威である。穏やかな風貌《ふうぼう》で、いつも笑みを絶やさない平井は、前日の晩、広島で開かれていた日本癌《がん》学会の出張から帰ってきたばかりだった。大きな学会を終え、疲れから寝過ごしていたが、電話の音にたたき起こされた。前川からの電話だった。時計を見ると午前九時だった。

前川はあいさつもそこそこに、こう切り出してきた。

「被曝患者さんの一人の容態が思わしくないので、ぜひ東大病院に運びたい。ついては造血幹細胞移植と集中治療が必要です。協力してくれませんか」

平井は臨界事故についてはニュースで見て知っていた。

「これは血液がやられているのではないか?」

専門家の目で分析し、造血幹細胞移植の必要性を直観した。しかし、茨城県で起きた事故なので、筑波大学など近隣の施設で治療がおこなわれるだろうと、この時点では他人事として考えていた。

「大変なことになった」

前川の依頼を聞くと同時に、事の重大性をあらためて実感した。

「即刻かけつけます」

平井はそう答えると、急いで車に乗り込み、病院に向かった。

電話を終えた前川は「お引き受けします」と佐々木に答えた。その瞬間、大内の東大病院への転院が決まった。

放射線医学の知識から考えると、大内が浴びたと推定される放射線の量が致死的であることはだれの目にも明らかだった。しかし、この時点での大内は非常に元気で、どこから見ても高線量の被曝をした患者には見えなかった。

前川は大内の治療に全力を尽くそうと心に決めた。

東大病院救急部婦長・小林志保子《こばやししほこ》は、前日の一〇月一日午後一一時三〇分に入村《いりむら》瑠美子《るみこ》看護部長から電話を受けた。被曝患者の看護のため、全身の集中管理ができる看護スタッフを派遣してほしいという依頼が、放医研からあったことを伝える電話だった。このため小林は、休日出勤して、入村たちと人選を進めていた。その打ち合わせの最中の午後〇時三〇分、大内が東大病院に転院してくることが決まったという知らせがあった。

初めての放射線被曝患者。造血幹細胞移植をすることは決まっていた。小林は移植後のケアで、感染予防がもっとも重要になると考えた。重症の患者が運び込まれる救急部の集中治療室（ＩＣＵ）は医師や看護スタッフがすべての患者に注意しておくことができるよう、ほとんどのベッドが大部屋にある。ただし、二つだけ個室があった。感染予防のためには個室のほうが環境として適している。大内のために個室を確保する必要がある。小林は個室の一つを消毒するよう指示するとともに、使い捨てのガウンやマスクをいつもより余分に準備した。

こうした準備と並行して、主任の平井《ひらい》優美《まさみ》が放医研の看護スタッフに電話した。転院する患者の状態とこれまでのケアの方法、それに患者に放射能汚染があるのかどうかを詳細に問い合わせた。患者の体に放射能汚染はないことが確認でき、小林に伝えた。小林はそれを、これから患者を担当することになる準夜勤の四人の看護婦に知らせた。

これから大変な日々が始まるという予感がしていた。

細川美香《ほそかわみか》は医師たちと話す小林のただならぬ雰囲気を感じ取っていた。そこへ、「いまテレビでやっている被曝の患者さんが来るんだよ」と医師から聞かされ、動揺した。

看護婦になって六年目の細川は徳島大学からの交換研修で東大病院に来ていた。集中治療室に勤務してまもなく一年になろうとしていた。重症患者のケアにようやく慣れたばかりの細川に、被曝患者を看護したことなど、もちろんなかった。まず頭をよぎったのは、患者のそばにいたら二次被曝をするのではないかという不安だった。

「二次被曝」は、核兵器の爆発や原子力施設の事故で「死の灰」とよばれる放射性物質がまき散らされた際に問題になる。ストロンチウム90やセシウム137などの放射性物質は放射線を出す能力、すなわち放射能をもち、人体にとって非常に危険な物質だ。放射性物質が患者の体の表面や衣服などに付いていると、医療スタッフもそれをさわったり、吸い込んだりして被曝する可能性がある。

今回の事故では放射性物質の飛散はきわめて少なく、大内たち三人の被曝は中性子線とガンマ線という放射線によるものだった。放射性物質を浴びていたとしてもごく微量だったため、実際には二次被曝の危険はほとんどなかった。しかし、当初、放医研に運ばれた際、こうした情報はほとんどなかった。むしろ、放射線をはかる線量計に反応があったという情報が伝えられたことから、患者は相当の量の放射性物質を浴びていると考えられた。線量計に反応があったのは、中性子線によって体内のナトリウムやカリウムなどが放射性物質に変わっていたためだったが、発生当初には臨界事故だということさえわからなかったのだ。このため放医研のスタッフは、放射性物質を吸い込んで二次被曝することを防ぐマスクと防護服を着用し、その場面が大きく報道された。

細川にはその映像が強く印象に残っていた。

細川には将来を約束した男性がいた。生真面目《きまじめ》な細川は「患者さんに申し訳ない」と思いながらも、二次被曝についての不安を消すことができなかった。何か防護する手立てはないのか。まわりの人間に聞いても、だれも知らなかった。「放射能って、紙のガウンなんかすぐ突き通すんだろうな」と思いながら、手袋とガウン、それに帽子を身につけた。

もう一人の準夜勤の看護婦・名和純子《なわじゅんこ》も、被曝した患者が転院してくると聞いた瞬間、「こわい、放射線を浴びたらどうなるのだろう」と考えた。名和は医師たちに聞いてまわり、インターネットを使って調べたが、二次被曝を避けるためにどういう格好をすればいいのか、わからなかった。名和は医師がはくズボンをはき、マスクをして、細菌やウイルスに感染した患者のケアをする際に使う紙製の予防衣を身につけた。あとで考えると、どれも意味がないことだった。

細川も名和も、婦長の小林に「二次被曝の心配はない」と言われても、にわかに信じることはできなかった。

救急部の集中治療室は一九六四年に建てられた中央病棟の三階にある。救急車の車寄せに植えられた銀杏《いちょう》の大木が色づき始めていた。

午後四時三〇分、小林が転院の連絡を受けてわずか四時間後、大内を乗せた救急車が到着した。救急部の医師や看護婦たちがそろって迎えに出た。車寄せで待ち受けていたテレビ・新聞など多数の報道関係者が一斉にライトをつけ、フラッシュを焚《た》いた。婦長の小林は報道陣に背を向け、騒然とした空気を背中で感じながら、両手を広げた。そして、大内を乗せたストレッチャーを守るようにして病棟内についていった。

ストレッチャーは救急患者専用のエレベーターで三階の集中治療室に運ばれた。大内が入院する個室では、この日の担当に決まった医師と看護婦の細川が待っていた。

横たわった大内が声を発した。

「よろしくお願いします」

細川は、「あれ？」と思った。ふつうに会話できる状態だとは思っていなかった。被曝という言葉から、外見的にもかなりダメージを受けているだろうし、意識レベルも低いのではないかと想像していたのだ。しかし外見だけでは、一体どこが悪いのだろうとしか思えない。致死量といわれるほど高い線量の放射線を浴びたと聞いたのが、とても信じられなかった。

「ひょっとしたらよくなるんじゃないか。治療したら退院できる状態になるんじゃないかな」

そういう印象を持った。

細川は前代未聞《みもん》の事故に突然見舞われた大内が精神的に疲れているだろうと思い、

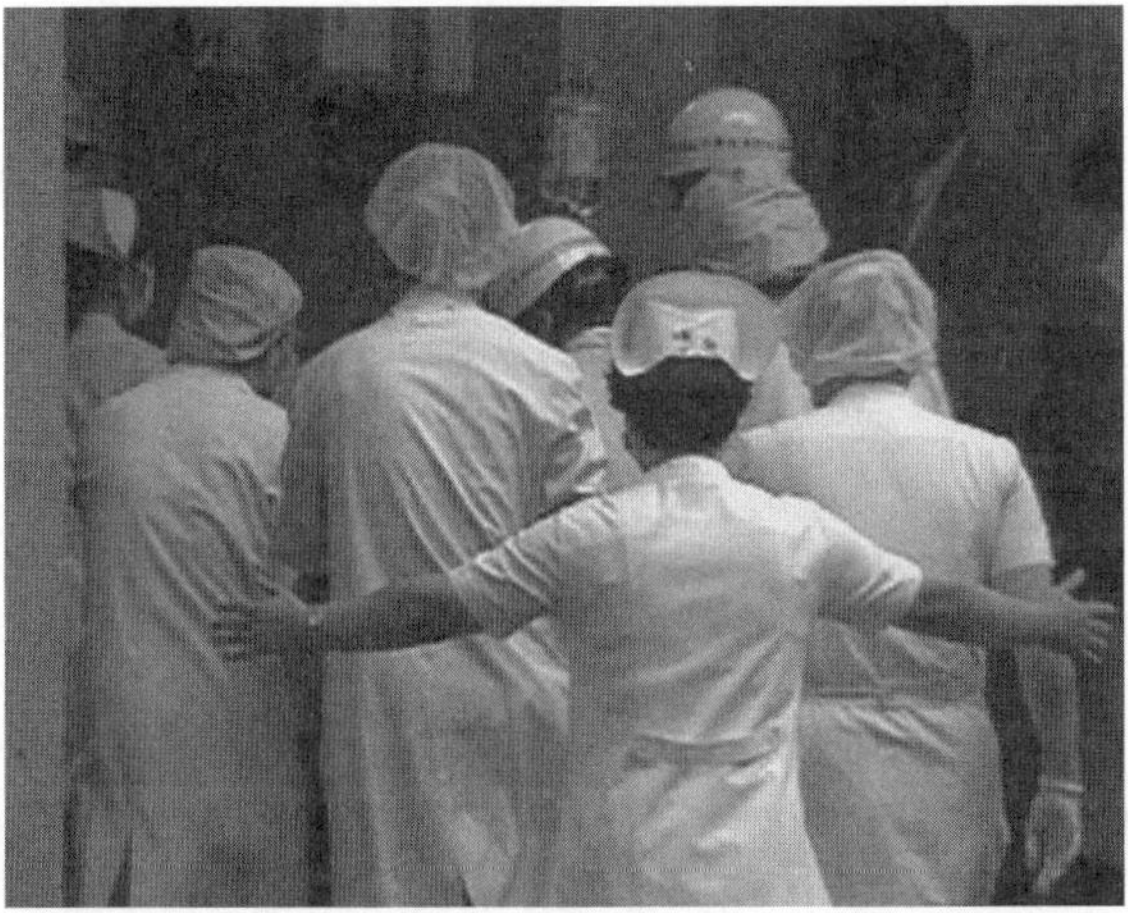

東大病院への転院（1999年10月2日）

「大変でしたね」と声をかけた。いまある苦痛をできるかぎり取って、休んでもらいたいと思いながら、点滴の処置をした。

名和も大内に話しかけた。

「むこうからずっと救急車で来たから疲れたでしょう?」

「うん、疲れたし、だるい」

大内はそう答えたあと、「手が痛い」と訴えた。

何ともないように見える大内の体のなかで、唯一《ゆいいつ》右手だけが目をひいた。一日で一気に日焼けしたような赤さを帯びて、はれていた。大内は被曝したとき、ウラン溶液を注ぐロウトを支えていた。臨界を起こした沈殿槽にもっとも近かったのが、この右手だった。それでもこのとき、もっとも多くの放射線を浴びたと推定される右手は少し赤くはれているだけだった。

午後八時になって、婦長の小林が放射線の簡易測定装置「ポケット線量計」を放射線科から借りてきた。しかし、看護婦たちは、このころになると二次被曝を心配していたとは思えない働きぶりで大内を看護していた。

転院当日の大内の看護記録は細川が記入した。呼吸や体温、それに本人の生活状況や家族構成などを記したあとに、今後の看護プランを立てた。本人と家族のメンタルケアを重視し、苦痛を取り除く看護をすることなどを目標として設定した。

そして最終的な目標の欄に、しっかりとした筆跡で「ICUを退出できる」と書き込んだ。

被曝治療チーム結成——被曝五日目

一〇月四日月曜日、被曝から五日目。前川は関係するあらゆる診療科に声をかけた。この日の正午、無菌治療部、皮膚科、消化器内科、感染症内科、それに輸血部や検査部、放射線部など一三の部と診療科から教授やスタッフが集まった。

会合の席上、前川は「何もかもが初めての経験で、患者さんの今後の症状の変化を事前に予測することは困難です。症状がでたらすぐに専門医が診療できるよう、それぞれの科で担当する医師を決めていただきたい」と各教授に強く要望した。

この日、東大病院をあげての診療体制ができあがった。医療チームの中心は前川の救急部と、平井の無菌治療部。チームのリーダーには前川が就任した。

これまでに世界で起きた臨界事故は二〇例に満たない。そのほとんどが三〇年以上前、アメリカや旧ソ連などで起こっていた。当時おこなわれた治療はいまとはまったく違うレベルのもので、必ずしも参考にはならない。科学的に証明された治療法は、どの専門書にもほとんど書かれていなかった。前川たちの医療チームは、科学的な根拠のうすい治療法でも試してみざるをえなかった。

海図のない航海――。

前川はそう感じていた。一体どんな闘いになるのか、どれだけ長い闘いになるのか、だれにも想像がつかなかった。

しかし、わからないからこそ、われわれにはやれることがあるのではないか。いまの医療ならもしかしたら助けられるのではないか。そうした「根拠のない希望」が前川を支えていた。

毎朝七時、前川を中心に医療チームが回診をおこなった。八時から検討会議を開き、回診の結果を議論して、治療方針を決定する。一日の治療を終えた午後六時には、その日の大内の状態を受けて、再び全員で治療方針を検討する。それが医療チームの日課となった。話し合いに使う広さ一〇畳ほどのカンファレンスルームは、数十人の医師や看護婦でいっぱいになった。会議では毎回白熱した議論が交わされ、二時間近くかかることもあった。

このころ、大内はふつうに話すことができた。ケアをした看護婦たちは大内との会話を看護記録に記し、自らの記憶にも残している。

転院初日に大内を看《み》た細川は、その後、大内を継続して担当することになり、大内が話せる間にもっとも多く会話を交わしたスタッフの一人となった。細川は他の患者と同じように コミュニケーションをとろうと心がけていた。事故の詳細に踏み込んで、あまり重い話にならないようにと家族のことも話題にした。

「奥さんとはどういうなれそめで結婚されたんですか？」

細川がそうたずねると、大内は「高校のときからの知り合いで、七年くらい付き合ったあと、結婚したんだ」と話した。細川が「へえ、なんか、すごいラブラブな大恋愛で結婚したんですね」と返すと、大内はにこにこと微笑《ほほえ》んで、「うん、そうかな」と答えた。

名和は面会に来た妻が帰ろうとしたときに「もう帰っちゃうの」と甘える大内の姿を目にして、夫婦の関係を「微笑ましい」と思った。

「奥さんがしっかりしてて、大内さんが奥さんに甘えているっていう感じで、かわいいね」と看護婦同士で話した。

名和はずいぶん年上の大内のことを身近に感じていた。名和は大内と同じ茨城県の出身だった。

「私も茨城県なんですよ」と話しかけると、大内は「どこなの？」と聞いた。

「取手なんです」

「取手はぜんぜん茨城じゃない、あんなのは東京だ」

集中治療室に笑い声が起きた。

「茨城弁をしゃべる、茨城の田舎のおじちゃんだ」というのが名和の印象だった。思い詰めていることを感じさせない人だった。

大内を、明るく快活なイメージとともに記憶している看護婦は少なくない。ラグビーをやっていたという七〇キロを超える体格。釣りが趣味だと聞いた看護スタッフもいた。

看護婦の柴田直美《しばたなおみ》は、体を拭《ふ》く処置をしたときのことをいまもおぼえている。大内は笑いながら、「恥ずかしいからよんできてよ」と妻をよぶよう柴田に頼んだ。

冗談を言って、逆に自分たちをリラックスさせてくれる人だなと思った。

大内は一人息子のことをよく話していた。転院直後、息子が面会に来た。息子が帰ったあと、「よく似ていますね」と看護婦の山口典子《やまぐちのりこ》が話しかけると、大内は言った。

「何も話せなかった。胸がいっぱいになって……」

この夜、大内は「一カ月くらいで退院できると思っていたけど、もっとかかりそうだね」と話し、睡眠薬を求めた。

その後、息子は病室に入らなくなった。「元気な父親のイメージを壊したくないという奥さんの気持ちの表れなのかな」と看護婦たちは思っていた。

大内は事故についてほとんど語らなかった。しかし、あるとき、細川にたいして唐突に言った。

「こういうふうに放射線を浴びたら、白血病みたいになってしまうのかな」

細川は、不意をつかれて返答に詰まった。

「そんなにならないように先生も治療してくれているんだし、先生にまかせて、がんばりましょうよ」

かろうじて明るい表情を保ちながら答えた。

「ああ、そうだね」

大内は何度もうなずいていた。

これまで不安を口にしたことがなかった大内の突然の言葉に、細川は「ああ、やっぱりこれからへの不安はあるんだ。それをあまり表に出さないだけだったんだ」と思った。


事故当時、大内は高速実験炉「常陽」の燃料を加工する作業をしていた。「常陽」は茨城県大洗町《おおあらいまち》の核燃料サイクル開発機構大洗工学センターにある。

原子力発電の燃料として使われるウランは、濃縮施設で、核分裂を起こしやすいウラン235の割合を高める濃縮をしたあと、JCOのような核燃料加工施設で、燃料として扱えるよう加工される。

今回、核燃料サイクル開発機構から発注された仕事は、燃料を「硝酸ウラニル」というウラン溶液の状態で五七キログラム納入するというものだった。

一般の原子力発電所で使われる核燃料は濃縮度が五パーセント以下だが、大内たちが扱っていた燃料は濃縮度一八・八パーセントだった。核分裂を起こしやすいウラン235の割合が高い分だけ、臨界に達する危険性も高かった。

濃縮度が高いことに加え、発注が不定期で量も少ないことから、JCOでは「常陽」の燃料を一般の原子力発電所用の燃料加工施設とは別の転換試験棟という建物で作っていた。転換試験棟は一九八四年六月に原子炉等規制法の加工事業許可を受けた。

ウラン化合物を溶かしてウラン溶液にする過程で、当初は溶解塔という臨界にならないように形状を工夫した容器を使っていた。しかし、九三年一月から溶解塔の代わりにステンレス製のバケツを使うという違反行為が始まった。溶解作業では一回の作業が終わるたびに容器を洗浄しなくてはならない。溶液が残っているとウラン235が蓄積され、濃度が変わる恐れがあるためだ。その点、バケツは洗浄が簡単で、作業時間も短縮できる。それが理由だった。

また、できあがった製品のむらをなくして、品質をならす均一化の工程でも、許可を受けていない方法がとられるようになった。本来の方法では臨界を避けるため、製品を小分けしていたが、手間を省くために貯塔という細長い形の容器に入れて、

項　目	番号	作　業　手　順
順　備	1	純硝酸ウラン液貯塔の洗浄を、再確認する。 （ＴＢＰの付着は無いか，水は完全に抜けているか）
	2	ＳＵＳバケツを３個良く洗浄し、溶解用とし用意する。
	3	ＳＵＳバケツ各々、６．４９ℓの液量を計る差金を作る。 （液量はメスシリンダーで測る事）
	4	テンプラフード下に、電熱器・ＳＵＳバットを用意する。
	5	テンプラフードの３方をビニールシートで囲う。
	6	台秤（デジタル－１２kg）を純硝酸ウラン液貯塔脇に用意する。
	7	メスシリンダー　５ℓ、０．５ℓを用意する。
溶　解	1	ＳＵＳバケツにｐｕｒｅ－U_3O_8を移入する。 （移入は製品貯蔵室のオープンフード下で行う）
	2	ＳＵＳバケツをテンプラフード下に移動する。 （移動の際はＳＵＳバケツに蓋をする事）
	3	純水１ℓを加え良く攪き混ぜる。
	4	硝酸を少しずつ添加し溶解する－硝酸量は出来るだけ正確に測る事。 （NO_xガスの発生を出来るだけ押さえて溶解する事）
	5	硝酸を全量添加後ヒーターで加熱し、溶け残りを完全に溶解する。
	6	溶解後ＳＵＳバケツを他の場所に移動する。
液量調整	1	差金をＳＵＳバケツに取付ける。
	2	所定量まで純水を添加し良く攪拌する。
冷　却	1	５０ℓバケツに水を張り、この中にＳＵＳバケツを入れて冷却する。 （２５～３０℃を目安とする）

JCO東海事業所が作成した作業手順書。いわゆる「裏マニュアル」（部分）。ウラン化合物の溶解にステンレス製バケツ（SUSバケツ）をもちいることが記されている

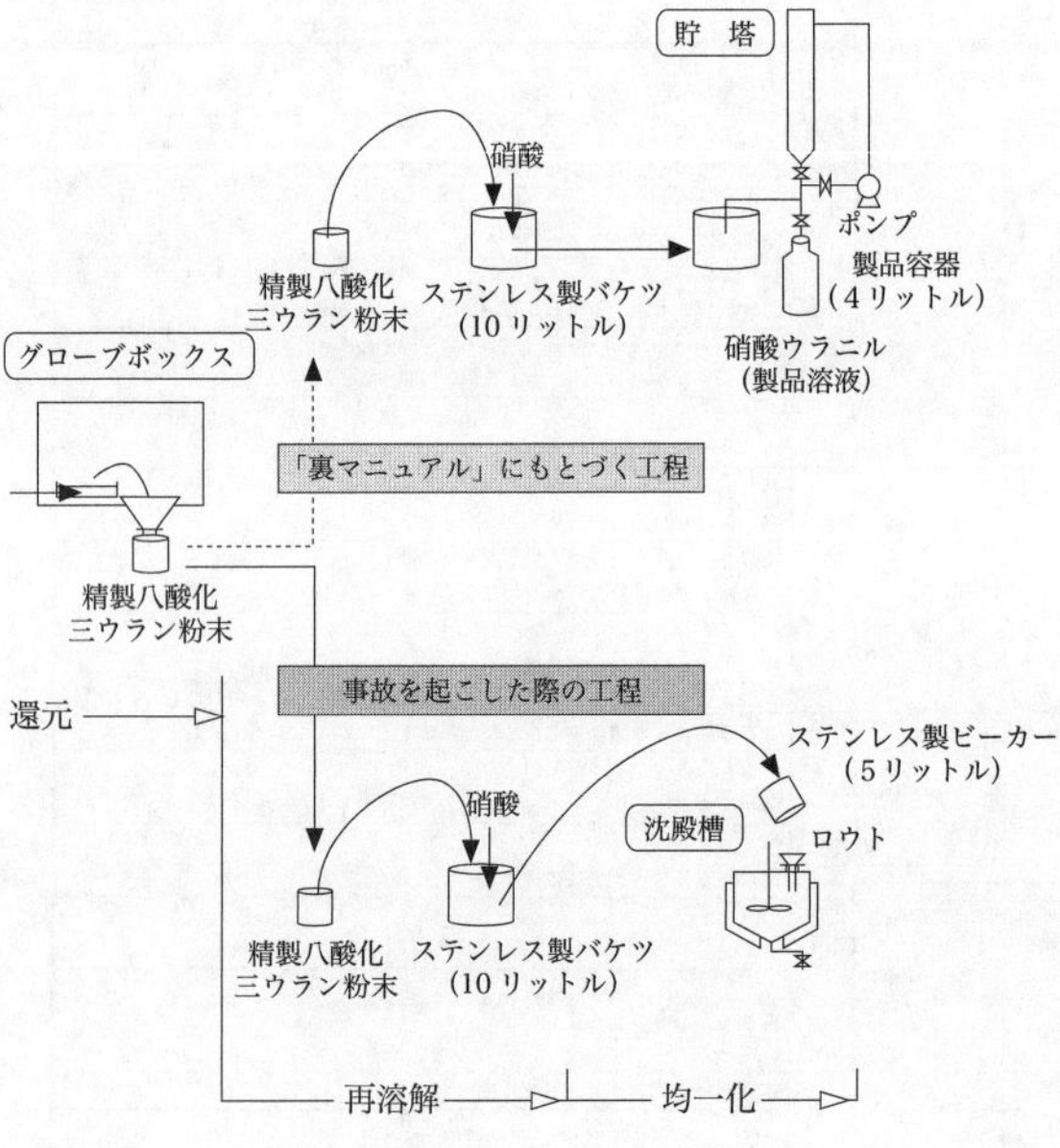
貯　塔
硝酸
ポンプ
製品容器
(4リットル)
精製八酸化
三ウラン粉末
ステンレス製バケツ
(10リットル)
硝酸ウラニル
(製品溶液)
グローブボックス
「裏マニュアル」にもとづく工程
精製八酸化
三ウラン粉末
事故を起こした際の工程
還元
ステンレス製ビーカー
(5リットル)
硝酸
沈殿槽
ロウト
精製八酸化
三ウラン粉末
ステンレス製バケツ
(10リットル)
再溶解
均一化

転換試験棟での作業工程

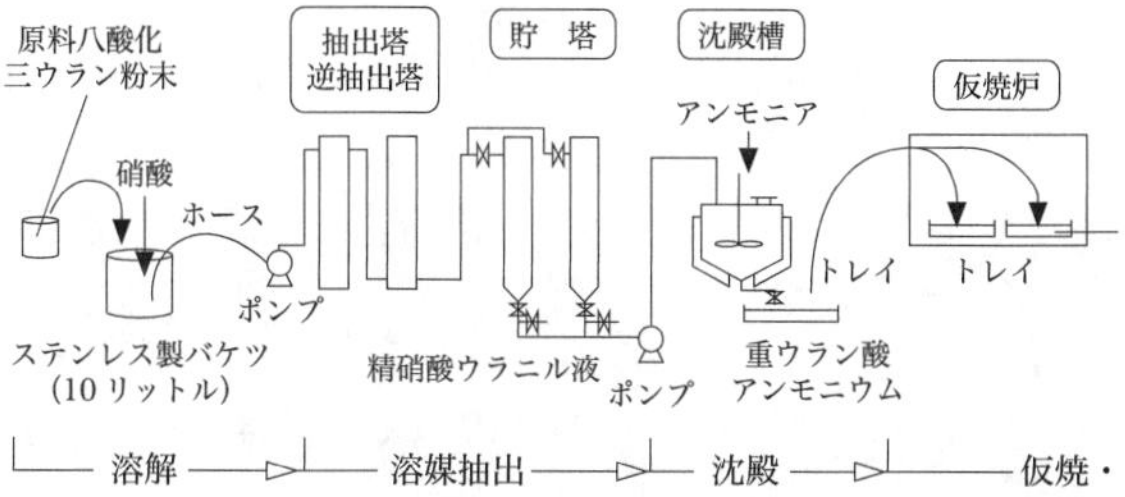

混合してから攪拌《かくはん》し、均一化する方法が採用された。現場から始まったこれらの違法行為は二年後の一九九五年七月には会社の承認を得て、作業手順書、いわゆる「裏マニュアル」となった。しかし、この裏マニュアルでも臨界に達することのないよう対策が立てられていた。

核分裂が連鎖的につづく臨界に達するのは、核分裂を起こしやすい性質を持つウラン235などの放射性物質が一定の条件の下に一定の分量以上集まったときだ。逆に言えば、条件や分量をきちんと制限していれば臨界に達することはない。このため臨界の防止対策としては質量制限と形状制限という二つの制限による対策がとられる。

質量制限は、一回に取り扱うウランの量を臨界に達しない限度に制限することだ。しかし、質量制限を超えるウランを扱っても、臨界にならない場合がある。中性子が外に飛び散りやすいよう容器の表面積を広げてやればいいのだ。こうすると中性子が他の原子核に当たらなくなるため、核分裂が連鎖的に起こらなくなり、臨界には達しない。このように臨界に達しない形の容器を使うことが形状制限だ。

裏マニュアルでは細長い形状、つまり表面積が広い貯塔を使うことで、臨界を回避していた。

ところが、事故を起こした今回の作業では、この裏マニュアルさえ無視された。均一化の工程で貯塔を使わず、より球形に近い、ずんぐりとした形状の沈殿槽を使ったのだ。貯塔にくらべて背が低く、作業しやすかったためだと言われている。この危険なやり方さえも、加工工程を管理していたＪＣＯ東海事業所の主任が承認していたことがわかっている。

大内は転換試験棟での作業は今回が初めてだった。上司の指示に従って作業を進め、臨界に達する可能性については、まったく知らされていなかった。

「白血病みたいになってしまうのかな……」と言った大内の言葉は、時をおかず、徐々に現実のものとなっていく。

造血幹細胞移植——被曝七日目

一〇月五日、被曝から六日目。無菌治療部の平井久丸のもとに、転院の翌日に採取した大内の骨髄細胞の顕微鏡写真が届けられた。

そのなかの一枚を見た平井は目を疑った。

写真には顕微鏡で拡大した骨髄細胞の染色体が写っているはずだった。しかし、写っていたのは、ばらばらに散らばった黒い物質だった。平井の見慣れた人間の染色体とはまったく様子が違っていた。

染色体はすべての遺伝情報が集められた、いわば生命の設計図である。通常は二三組の染色体がある。一番から二二番と女性のX、男性のYとそれぞれ番号が決まっており、順番に並べることができる。しかし、大内の染色体は、どれが何番の染色体なのか、まったくわからず、並べることもできなかった。断ち切られ、別の染色体とくっついているものもあった。

染色体がばらばらに破壊されたということは、今後新しい細胞が作られないことを意味していた。

被曝した瞬間、大内の体は設計図を失ってしまったのだった。

血液を専門とする医師になって二〇年、平井はいろいろな病気の治療に当たり、さまざまな染色体を見てきた。これまでは「異常がある」といっても、何番の染色体がどういう異常を起こしているのか想像がついた。しかし、大内の場合は、どの染色体がどこにあるのかもわからなかった。それは平井の知識と経験をはるかに超えるものだった。

平井は語る。

「病気が起きて、状況が徐々に悪くなっていくのではないんですね。放射線被曝の場合、たった零コンマ何秒かの瞬間に、すべての臓器が運命づけられる。ふつうの病気のように血液とか肺とかそれぞれの検査値だけが異常になるのではなく、全身すべての臓器の検査値が刻々と悪化の一途をたどり、ダメージを受けていくんです」

大内の染色体写真を手に、「放射線というのは、なんと恐ろしいものなのだろうか」と平井はしばし呆然《ぼうぜん》とした。

染色体が破壊されたことによって最初に異常が現れたのは、血液の細胞だった。なかでも、体を守る免疫《めんえき》の働きをつかさどる白血球への影響は深刻だった。白血球のなかでもリンパ球は、ウイルスや細菌などの外敵に感染した際、それがどういった種類かを見分けて、その外敵にあった「抗体」というタンパク質を作り出し、攻撃するという重要な働きをしている。

大内の体からは、転院初日にはこのリンパ球がまったくなくなった。さらに白血球全体も急激に減少していた。大内は体の抵抗力（免疫力）がほとんどなくなっていたのだ。抵抗力のある健康な人なら感染しても問題のないウイルスや細菌などが異常に増える「日和見《ひよりみ》感染」を起こしやすい、きわめて危険な状態に陥っていた。

大内を感染症から守るためには、一刻も早く体に入り込んだ細菌やウイルス、真菌（カビ）を見つけて、体の中で増えないうちに薬を投与する必要があった。

一般に血液検査では、ウイルスなどに感染したときにリンパ球が作る抗体を検出

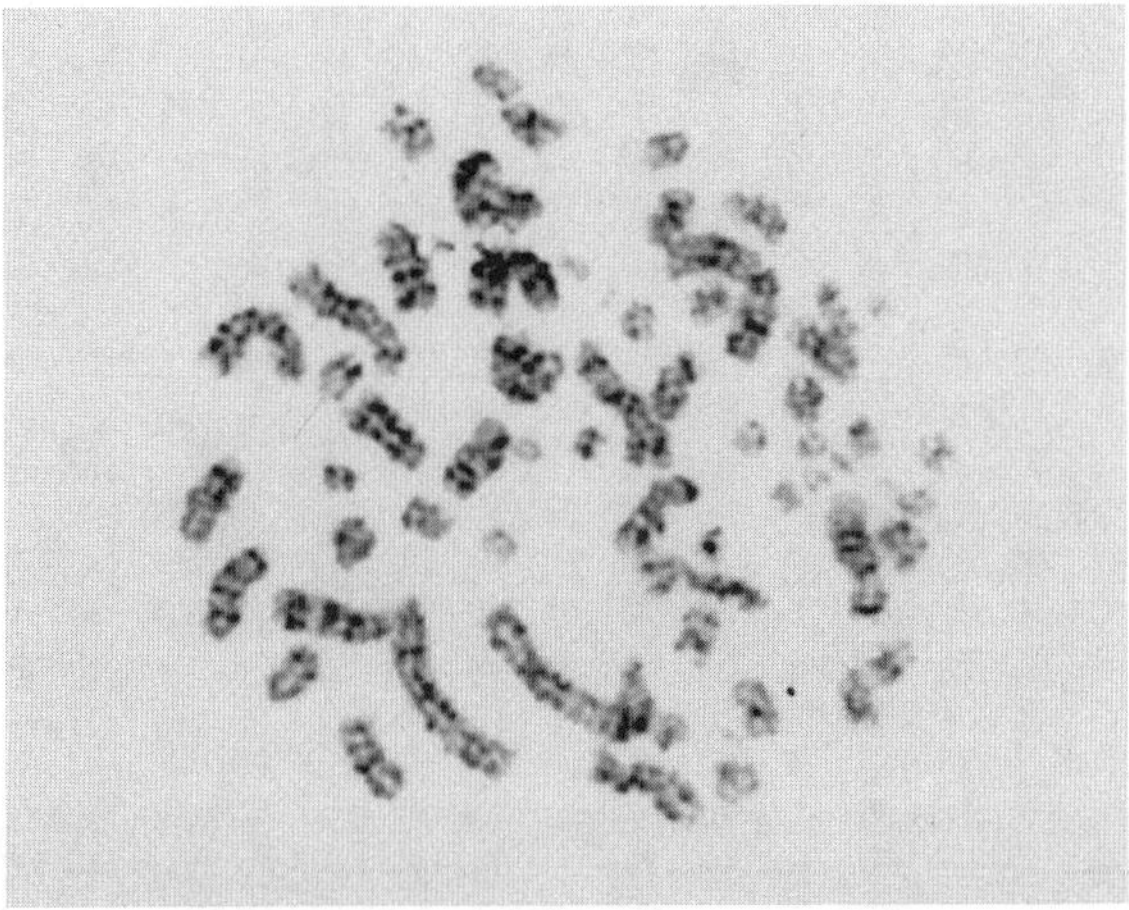

染色体の顕微鏡写真（腸骨の骨髄細胞）。ばらばらに破壊され、同定できない。
採取日：1999年10月3日（被曝4日目）

して、逆にどういった外敵に感染しているかを知る「抗体検査」という方法が使われる。しかし、大内の体には、すでに抗体を作り出すリンパ球自体がないため、この方法は使えない。

もう一つの方法として、専門家の間ではPCR（Polymerase Chain Reaction）とよばれている「核酸増幅検査」がある。この検査はウイルスの核酸（DNA）を特殊な装置で増やして、体の中に侵入しているかどうかを確認する検査法である。ごくわずかのDNAがあれば増幅できるため、非常に早い時期に感染を確認できるが、検査結果が出るまでに数日かかる。リンパ球のない大内にとって、たとえ感染を見つけても、これでは手遅れになる恐れがある。

平井は自らが率いる無菌治療部のチームが民間の検査会社と共同で開発し、一カ月あまり前の八月にようやく完成させた方法を使うことにした。

この方法は「リアルタイムPCR」という機器を導入することで実現した。リアルタイムPCRは原理的にはPCRと同じ仕組みだが、これまでの機器と違い、DNAが増えていく様子を、まさにリアルタイムで追跡することができる。

平井たちのチームはウイルスや細菌などの検出用に使う「プライマー」を工夫し

た。プライマーは検出したいウイルスやカビなどのDNAと結合する塩基だ。DNAは二重らせん構造をしている。つまり互いにからみあった二本の鎖でできていると考えればいい。遺伝子を使ってタンパク質を作るとき、DNAは遺伝子のある部分のらせんを解いていったん一本の鎖になり、それを鋳型《いがた》にして遺伝子のコピーを作る。PCRでは、この原理を応用して、調べたい血液中に目的のウイルスなどがあるかどうかを調べる。平井たちのチームは、ウイルスのDNAとより効率よく結合するプライマーを作るなどして、検査結果をわずか七時間から八時間で出すことができるようにした。この方法を使うとこれまでのPCRよりはるかに早く、感染を見つけ出すことができる。

平井は大内のように抵抗力の落ちた患者の日和見感染で問題になるサイトメガロウイルスやEBウイルスなど五種類のウイルスと、カンジダ、アスペルギルスという二種類のカビのあわせて七種類について、この装置で監視することにした。

朝と夕方の二回、血液を採取し、すぐに検査会社に出した。検査会社では、リアルタイムPCRを使った検査をはじめ、五〇に及ぶ検査をして、結果を朝晩二回おこなわれていた医療チームの検討会議に間に合わせた。これらのデータは治療方針を決める際の重要な基礎資料となった。

さらに医療チームでは、感染防止対策として、大内が入院していた集中治療室の個室の隣に簡易型のクリーンルームを新たに作る工事を発注した。細菌やカビなど細かい粒子を濾過《ろか》して無菌状態の空気を流す装置をベッドの頭の側に二台置き、個室全体を天井まですっぽりとビニールカーテンで覆《おお》う作業がおこなわれた。

大内の骨髄細胞の染色体がばらばらに破壊されていたことがわかった一〇月五日、クリーンルームが完成し、大内はベッドを移った。最初に入った個室は消毒した医療機器やガーゼ、薬などの医療用具を置くための「前室」とされた。集中治療室に二つある個室はどちらも大内のために使われることになった。


この日、出血を止める働きをする血小板の数が一立方ミリメートル当たり二万六〇〇〇まで減少した。健康な人ならば一二万から三八万程度あり、三万を切ると血が止まりにくい危険な状態になる。医療チームは血小板の輸血を開始した。

また白血球の数も健康な人の一〇分の一近くの九〇〇にまで下がっていた。造血幹細胞移植を急がなければならなかった。

造血幹細胞移植は白血球や血小板などの血液中の細胞を造るもとになる細胞を移植し、患者の造血能力、ひいては免疫力を回復させる治療法だ。

代表的なのが白血病の治療に多く使われている「骨髄移植」だ。健康な人の骨髄には造血幹細胞がたくさん含まれている。その骨髄を提供してもらい、移植する。この他に、赤ちゃんのへその緒から幹細胞を取り出して移植する「臍帯血《さいたいけつ》移植」と、体に流れている血液（末梢血《まつしょうけつ》）の中に微量に含まれている幹細胞を薬で増やして取り出す「末梢血幹細胞移植」などがある。

造血幹細胞移植でもっとも問題になるのが、HLAという白血球の型である。幹細胞を提供する側と移植を受ける側とでこのHLAが合っていないと、移植を受けた患者の体内で拒絶反応が起きて、治療が失敗する。

HLAが合う血液を探すことは難しい。治療に使える程度に型が一致する確率は兄弟姉妹なら四分の一だが、一致しなかった場合、まったくの他人から探さなければならない。この場合の確率は数千分の一から数万分の一だ。放医研放射線障害医療部臨床免疫室長の鈴木元は当初から大内の白血球が急速に下がることを予測していた。このため被曝して入院したその日の夜に、所長の佐々木を通じて、日本赤十字社中央血液センターに大内のHLAの検査を依頼していた。また、大内とHLAが一致する血液を探す準備も進めていた。骨髄バンクや臍帯血バンクネットワークに依頼して、全国でドナー（提供者）登録をしている人のなかに型が合う人がいないかどうかコンピュータで検索してもらった。一方で、全国に散らばっている親戚《しんせき》のHLAも、厚生省を通じて、それぞれの県の赤十字などで調べてもらっていた。

その結果、千葉県佐倉市江原台にある国立佐倉病院で調べた血液のHLAが大内のものと一致した。それはたったひとりの妹のものだった。

妹は無菌治療部の平井に向かい「兄を助けるためには、いくらでも血液をとってください。ぜひよろしくお願いします」と頼んだという。平井は、その言葉を聞いて家族の愛情を強く感じた。

平井は、当初から末梢血幹細胞移植しかないと考えていた。末梢血幹細胞移植は、他の方法にくらべて血液を造る能力が回復するまでの時間が短いといわれる。また、へその緒から造血幹細胞を取る臍帯血移植と違って、提供者の承諾さえ取ることができれば何度も実施することができる。骨髄に直接針を刺して幹細胞を採取する骨髄移植にくらべるとドナー側の身体的負担が軽いことも大きなメリットだった。

平井が気になったのは、妹の体重が、体格のいい大内の半分くらいしかないことだった。一回の提供では足りないかもしれない。平井は妹に、血液（末梢血）の中にある造血幹細胞を増やすG‐CSFという薬を四日間注射した。

被曝から七日目の一〇月六日朝。妹は東大病院中央診療棟三階の輸血部のベッドに横たわっていた。G‐CSFには白血球が異常に増えたり、腰痛を起こしたりするなどの副作用があるが、妹にはそうした副作用はみられなかった。大内に十分な量の造血幹細胞を得るため、通常一日ですむ採取は二日にわたっておこなわれることになった。

午前九時五三分、採取が始まった。

採取の方法は成分献血をするときと変わりない。静脈から抜いた血液を遠心分離器に通し、造血幹細胞が含まれる成分だけを取り出して、残りの血液を体にもどすのだ。

この日の採取は午後二時二八分まで四時間三五分にわたった。取り出された造血幹細胞は一六〇ミリリットル。ただちに大内の病室に運ばれ、午後三時一三分、移植が開始された。大内の静脈から妹の細胞が入っていった。

翌日もほぼ同じ量の造血幹細胞が採取され、移植された。妹の細胞が大内の体に根付くかどうか、結果が出るのは一〇日後だった。

大内の妻と両親、それに妹夫婦は転院とともに茨城県の自宅から出てきて、病院周辺のホテルに仮住まいをしていた。家族は交代で病院内の待機室に泊まり込んで、大内を見舞った。

前川は、大内の病状や治療について、毎日欠かさず家族に説明していた。説明は、午後三時か四時頃、病棟の一階にある小さな外来応接室でおこなわれた。妻と両親、妹夫婦はいつもほとんど全員がそろい、肩をよせあうように前川の前に座った。前川は、検査データやX線写真などを見せながら、その日の経過、治療方法、使う薬の種類や意味などをできるかぎりくわしく伝えた。

大量の放射線に被曝したことによって障害が進むと、見た目にも想像を絶する変化が起きると前川は予想していた。決してきれいごとではすまされない。今後、病状が悪化した場合、どういう変化が予想されるのかについて率直に伝えた。大内にどんな変化が起こっても、家族には受け入れてもらいたいと考えてのことだった。

前川の説明にたいして家族が疑問を口にすることはほとんどなかった。前川が示す治療方針に、いつも賛同してくれた。前川は家族が自分たちの医療チームに全幅の信頼をおいてくれていると感じた。

こうした説明を通じて前川がもっとも印象に残っているのは、家族の仲のよさだった。家族はいつもみな一緒で、互いに気遣いあっている様子が伝わってきた。愛情と信頼関係で結ばれた家族の、献身的な看護の様子。そして、最後まで全力をつくして治療に当たってほしいという気持ち。前川は家族一人ひとりの思いを痛いほど感じていた。

人工呼吸管理開始——被曝一一日目

転院当初、看護婦たちの間で「明るい大内さん」と言われていた大内に、微妙な変化が現れ始めていた。

看護婦の細川美香は検査のあと、大内がとても疲れた様子を見せるようになったことに気がついた。

医療チームに参加していたのは救急部、無菌治療部の他にも、消化器内科や皮膚科、それに眼科など一三の診療科にのぼっていた。それぞれ専門の医師が立てつづけに現れ、診察や検査をおこなっていた。白血球の状態を調べるため、骨に針を刺して中にある骨髄も採取された。また、感染していないかどうかを調べるため、鼻やのどの組織、皮膚のサンプルの採取もおこなわれた。目の状態を調べるための写真が撮られ、X線撮影やCT（コンピュータ断層撮影）もおこなわれた。

大内は「ゆっくり休みたい、寝たい」と細川にこぼした。しかし、すぐそれを打ち消すように「疲れるけれども、みんながよくしてくれるし、やさしくしてくれるから、そうも言っていられないね。がんばらなきゃいけないよね」と言い直した。

細川は苛酷《かこく》な毎日を穏やかに受け止めていると感じ、「我慢づよい人だな」と思った。しかし、こうした状態に置かれながら、まわりのことをいつも気遣っている大内が痛々しく感じられた。

大内はのどの渇きをたびたび訴えるようになった。妻には「チェルノブイリの被害者はのどが渇くと言っていたと聞いていたが、本当に渇くんだな」と話していた。

大内の病状は目に見える部分でも悪化し始めていた。まず症状が出たのは皮膚だった。

胸に貼《は》った医療用のテープをはがすと、テープを貼った部分の皮膚が、そのままくっついて、取れてしまうようになった。テープをはがした跡は、消えなかった。次第にテープが使えなくなり、被曝から一〇日目の一〇月九日にはテープを皮膚に貼ることは一切禁止とされた。

右手には火傷《やけど》の跡のように水ぶくれができてきた。また、タオルで足を洗ったり、ふいたりしたとき、こすれたところの皮膚がめくれるようになった。

中性子線など放射線のエネルギーは、放射線を出す場所（線源）からの距離の二乗に反比例する。つまり、距離が二倍になるとエネルギーは四分の一になる。これは線源から二倍離れると照射される面積が四倍になるからである。線源から少し離れただけでも、体が受ける影響はずいぶん小さくなるのだ。

このことからわかるように、大内が浴びた中性子線は体中で均等だったわけではなく、体の部分部分で大きな開きがあった。こうした被曝の仕方を不均等被曝という。

大内は臨界になった沈殿槽に体の右側を近づけるような姿勢でロウトを支えていた。このため手足を除く胴の部分でもっとも被曝線量が多かったのは右の腹部だったとみられている。放医研（放射線医学総合研究所）による被曝線量の推定では、右の腹部に浴びた中性子線量は全身で平均した線量の五倍強とされている。

それぞれの部位では浴びた線量によって症状に差が出ていた。皮膚の状態は最初から赤くはれていた右手のあとを追うように、日に日に、目に見えて悪くなってい

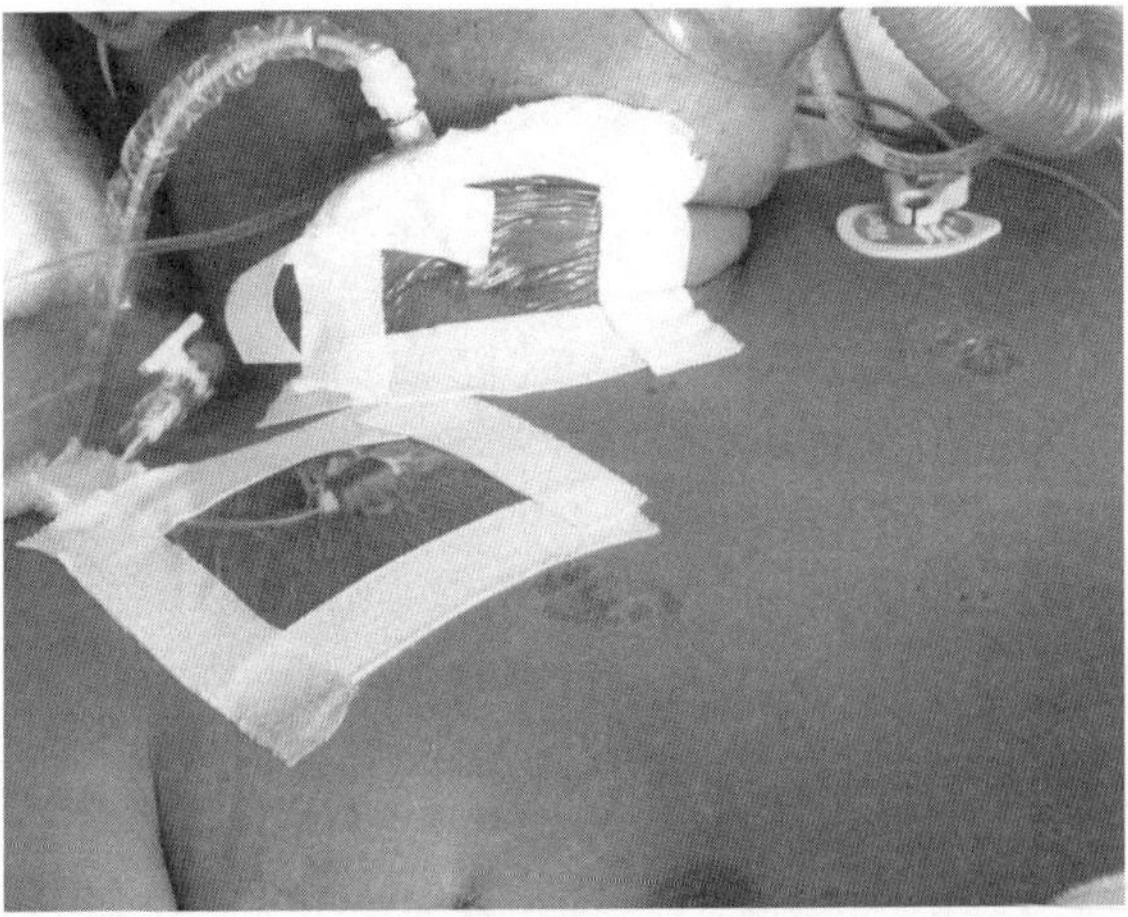

消えない医療用テープの跡。撮影：1999年10月5日（被曝6日目）

った。最終的には臨界になった沈殿槽からかなり離れていた足の皮までがむけた。

健康な人の皮膚はさかんに細胞分裂している。皮膚の表面にある表皮では、基底層という一番下の部分にある細胞が分裂して、新しい細胞を作り出している。基底層で作られた新しい細胞に押し出されるようにして、細胞は徐々に表面に向かっていく。そして古くなった表皮の表面の細胞が垢《あか》となってはがれ落ちる。

しかし、大内の場合、基底層の細胞の染色体が中性子線で破壊されてしまい、細胞が分裂できなくなっていた。新しい細胞が生み出されることなく、古くなった皮膚ははがれ落ちていった。体を覆《おお》い、守っていた表皮が徐々になくなり、激痛が大内を襲い始めていた。

呼吸の状態も悪くなっていた。

X線撮影で見ると右の肺を中心に影が出ていた。肺の内部で出血が起こっているのか。血管の細胞がダメージを受けたことが影響して、血漿《けっしょう》成分が血管の外に浸《し》み出て水分がたまり肺水腫《はいすいしゅ》を起こしているのか。医療チームでも簡単には診断がつけられなかった。

こうした症状の場合、通常は胸に太い針を刺して水分を抜く「胸水穿刺《せんし》」とよばれる治療がおこなわれる。だが大内は、体の抵抗力（免疫力《めんえきりょく》）がまったくない状態だ。移植した造血幹細胞の効果は、まだ現れていない。感染の危険を考えると、針を刺すことにはきわめて慎重にならなければならなかった。また皮膚の状態を考えると、針を抜いたあとの穴がきちんと消えるのかどうかもわからなかった。

しかし、呼吸困難に陥るのは避けたい。医療チームの会議で慎重な検討がおこなわれた。その結果、呼吸の状態をよくするためにはやむをえないと判断され、被曝から七日目の一〇月六日、胸にたまった水分を抜く治療がおこなわれた。

血液中の酸素の量を増やすために、圧力をかけて強制的に肺を広げ、酸素を送り込む医療用のマスクも付けることになった。このマスクは顔に密着させて圧力をかけるため、付けている間は、とても苦しくなる。このころ、看護記録に記された大内の言葉には我慢の限界を超えた叫びが多くなっていた。

「もう嫌だ」

「やめてくれよ」

「茨城に帰りたい」

「おふくろ」

「一人にしないで」

名和純子は、酸素を送り込むマスクを付ける処置をしていたとき、そうした言葉を直接耳にした。このとき、大内は苦しそうな表情をした。名和は「あと五分だけがんばろうね」と話しかけながら処置をおこなった。すると大内が突然がばっと起きあがり、マスクをはずして、こう叫んだ。

「こんなのはいやだ。このまま治療もやめて、家に帰る。帰る」

初めて見る大内の激しい抵抗に、名和は衝撃を受けた。「ああ、大内さんは実はすごく我慢していたんだ、すごくつらいんだ」と感じた名和は大内に精一杯の言葉をかけた。

「みんながんばってほしいと思っているし、もう少しがんばって治療を受けようよ。奥さんも、がんばってもらいたいと思っているよ、きっと」

名和にはこれだけ言うのがやっとだった。

転院の直後から検査と治療の連続で、上向きのまま午前中一度も体の位置を変えられない日もあった。ストレスと、なぜこうなってしまったのだろうという不安を、ずっとためてきたに違いなかった。それがいま爆発したのだ、と名和は感じていた。

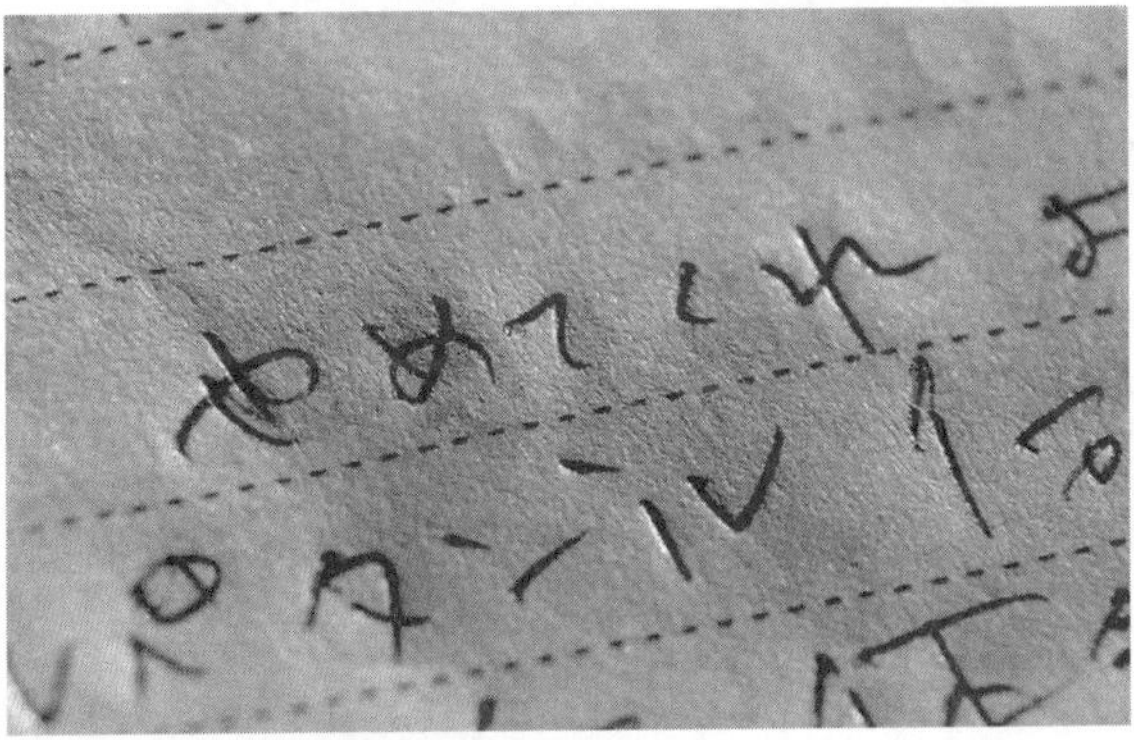

看護記録より（1999年10月8日付）

なかでも、あるとき大内がつぶやいた言葉は治療を担当した医師や看護婦たちにショックを与えた。

「おれはモルモットじゃない」

呼吸の状態はさらに悪化し、血液に酸素を十分とりこめない状態になっていた。脳に酸素が行き届かず、体を絶えず動かしたり、「ここはトラックの中でしょう」などと意味不明なことを言ったりする不穏状態になっていた。当初、寝る前に睡眠薬を処方するだけでよかったのが、このころになると鎮静剤が必要になった。

呼吸を助けるため、のどにチューブを入れて人工呼吸器を付けることが検討された。

それは、家族と言葉を交わせなくなることを意味していた。

このころ、医療チームに新たなメンバーが加わった。

カリフォルニア大学医学部内科血液腫瘍《しゅよう》部門教授のロバート・ピーター・ゲールである。ゲールは一九八六年、旧ソ連のチェルノブイリ原子力発電所で起きた史上最悪の原発事故の際、現地を訪れて、被曝した一九人に造血幹細胞移植をおこなったことで知られる。前川はゲールの携帯電話に直接電話して、来日を依頼していた。一〇月八日、被曝から九日目、東大病院に到着したゲールは、この後、一七日間にわたって、朝と夕方の会議に参加し、診療をおこなうことになる。しかし、ゲールにとっても、臨界事故で中性子線被曝した患者を診るのは初めてだった。医療チームは手探りの治療をつづけざるをえなかった。

大内には、臨床試験中で、国内で承認されていないものも含め、さまざまな薬が投与されていた。

ゲールが来日した翌日の一〇月九日、新たな薬が届いた。

静脈注射用の「ペントキシフィリン」だ。

ペントキシフィリンは脳梗塞《のうこうそく》など脳の血管障害の治療薬で、日本では飲み薬が販売されていた。この薬は大量の放射線を浴びたことによって起きる肺炎など、肺障害の予防薬としても効果があるといわれている。そこで医療チームは、この薬を大内の肺の治療に使おうとした。しかし、タッチの差で、すべての薬が市場から回収されていた。この年の九月一四日、当時の厚生省が「現時点の医療水準で有用性が確認できない」、つまり脳の血管障害には効かないとして二週間以内に回収するよう命じていたのだ。

厚生省や製薬会社と交渉して、ようやく回収された飲み薬のペントキシフィリンを手に入れたときには、大内の病状が悪化して、薬を飲み込むことが難しくなり、注射薬が必要になった。国内で販売されていたのは飲み薬だけだったため、アジアの他の国から調達しなければならなくなった。

放医研放射線障害医療部放射線障害診療・情報室長の明石真言《あかしまこと》は、製薬会社のタイの現地法人に在庫があることを確認し、国や航空会社と交渉して緊急の輸入手続きを取った。

薬は一〇月九日午前六時二〇分に成田空港に到着した。未承認の薬の緊急輸入だったため医師以外の人間は受け取ることができず、明石が早朝から出向いて手続きをすませ、そのまま東大病院に届けた。

ペントキシフィリンが届いたこの日、被曝から一〇日目、医療チームの懸命の努力にもかかわらず、大内は呼吸困難に陥りかけていた。

看護記録には担当した看護婦全員が「つらい」「苦しい」といった大内の言葉を書き記している。大内は、話をするのにも力がいる様子だった。

看護婦の花口麻希《はなぐちまき》は、大内の妻が見舞いに来たとき、ちょうどケアを担当していた。そしてベッドの脇《わき》で忘れられないひと言を耳にした。

大内は妻をいつもニックネームでよんでいたが、このときもやさしい口調で、少し笑いながら、ニックネームでよびかけ、こう言った。

「愛してるよ」

妻は少し照れているようだった。

その情景を微笑《ほほえ》ましいと思いながらも、花口には、まったく違う意味をもって映った。

これからの病状について、だれもはっきりと予測はできない。しかし、大内が浴びた放射線の量から考えれば、状態がこれから悪化することは医療関係者として十分想像できた。

「大内さんも、これから先、自分の中に起こるであろうことを、もしかしたら知っていたんじゃないか。だからこそ、奥さんに伝えたいことを、体がだるいなかで、精一杯おっしゃったんじゃないか。奥さんへの思い、家族への思い。大内さんはそうした必死の思いをそのひと言に込めていたんじゃないか」

花口はそう感じた。

大内のこのひと言は、花口の心に深く刻み込まれた。

翌一〇月一〇日、被曝から一一日目の朝。医師免許を取ってまだ三カ月の研修医・山口和将《やまぐちかずまさ》は夏休みを終え、久しぶりに救急部の集中治療室に出勤して、驚いた。個室は二つともふさがり、クリーンルームまでできている。その中でスタッフが慌《あわ》ただしく動きまわっている。まわりにいるスタッフに聞くと、被曝患者が心配されていた呼吸困難に陥ってしまったという。山口は急いで仕事に就いた。

医療チームはもはや判断を躊躇《ちゆうちよ》できなかった。正午、ただちに気管にチューブを入れる処置がおこなわれた。

このとき、前川はまだ「肺の状態さえよくなれば、チューブを抜くことができる。また家族と話せる日が来るはずだ」と考えていた。

しかし、その日が来ることはついになかった。
大内の無言の闘いが始まった。

妹の細胞は……——被曝一八日目

人工呼吸器のチューブを入れたあとも、大内の意識はしっかりしていた。一〇月一三日付のカルテには「痛いですか？　の問いかけに首を横に振ったり、縦に振ったりして答えていた」とある。大内は鎮静剤で眠っているとき以外は、声をかけると目を開き、手を握り返して返事した。

家族は毎日面会に訪れていた。妻と息子、それに両親と妹は、面会時間が来るまでの間、病棟の一階にある家族待機室で待つことが多くなっていた。待機室には、明るいえんじ色とグレイのソファ、それにクリーム色の机が置かれていた。また、寝泊まりできるよう畳を五畳敷いたスペースがあり、敷き布団《ぶとん》と毛布、枕《まくら》が用意されていた。窓には白いレースのカーテンがかかっていた。大内が転院してきてから、家族の様子を見ていた前川が「長い間待機している家族の気持ちを少しでも和らげるように」と婦長の小林たちに指示し、ソファやカーテンを明るい色のものに取り替えたのだ。

小林は大内の妻をここに案内したとき「なかなかいい部屋ですね」と言って、にっこり微笑《ほほえ》んでくれたのをおぼえている。小林は面会の時間になると家族に声をかけるためこの部屋に来た。また、手の空いた時間には様子を見に訪れた。そのときの家族の姿が、深く印象に残っている。妻、息子、両親が、落ち着いた様子で、一生懸命鶴《つる》を折っていた。さほど言葉をかわすわけでもなく、暗くうちひしがれた感じでもなく、思いを込めて鶴を折っていた。言葉が少ない分、いろいろな思いをいっぱい抱えているように感じられた。

家族は、一つでもいいから折り鶴をベッドのそばに置きたいと希望したことがあった。しかし、鶴の折り目などに入った細菌やウイルスを消毒しきれない可能性がある。免疫力《めんえきりょく》のない大内への感染を防ぐために、折り鶴を無菌室に入れることはできなかった。そのことを小林が告げたとき、妻は穏やかに「ああ、いいんです。この場所で大丈夫です」と答えた。待機室に飾っておくという意味だった。

家族は、鶴を折りつづけた。

このころの医療チームの関心は末梢血幹細胞移植《まつしょうけつ》が成功したかどうかに集まっていた。成功すれば、白血球が増えてくる。

大内の白血球はリンパ球がなくなったあとも減りつづけ、その数は一立方ミリメートル当たり一〇〇にまで落ちていた。この数値は健康な人の五〇分の一から八〇分の一。免疫力はまったくないと言ってもいいほどの低い値だった。毎日、朝と夕方、前川は祈るような気持ちで白血球の検査結果を見ていた。

一〇月一六日、被曝から一七日目。血液検査の数値のうち、白血球に変化が見られた。前日朝の白血球は三〇〇だったのが、この日の午前〇時には六〇〇、午前六時には一〇〇〇と徐々に増えてきたのだ。

末梢血幹細胞移植が成功したのかもしれない。医療チームは大内の骨髄を採取し、検査に出した。徹夜で検査がおこなわれた。

検査では二三組ある染色体のうち、性染色体とよばれる一組を調べた。性染色体はその名のとおり、男女の性別を決めているものだ。男性ならX染色体とY染色体の組合わせ、女性ならX染色体同士の組合わせだ。検査ではX染色体を赤にY染色体を緑に染める処理がおこなわれた。

被曝から一八日目の翌一七日正午、医療チームに検査結果が伝えられた。採取された骨髄細胞の性染色体は二つとも赤に染まっていた。XX、女性の染色体だった。大内の体の中で、妹の細胞が息づいていたのだ。

さらに、骨髄の細胞の一部を調べると、若く、生まれたばかりの白血球が確認できた。妹の細胞が生み出した白血球だった。

白血球は急速に増え、この日の夕方には健康な人と変わらない六五〇〇になった。そして、翌日には八〇〇〇前後に回復していた。ゼロになっていたリンパ球も白血球の約二〇パーセントを占めるまでに回復し、赤血球や血小板も徐々に増えてきていた。

「付いたぞ！」

前川は妹の造血幹細胞が大内の骨髄に根付いたことを確信し、「最初の難関を突破できたかな」と安堵《あんど》した。そして、「これだけ増えてくれれば、がんばれるな」と放射線被曝と闘う気持ちを新たにした。

平井も、この先の困難を予想しながらも、第一段階はクリアしたなと、ほっとしていた。

被曝治療として造血幹細胞移植がおこなわれたのは一九五七年、アメリカのピッツバーグで起きた加速器事故のときが初めてだった。このときは一卵性双生児の兄弟から提供された骨髄を移植した。患者は生存したが、一卵性双生児の場合、白血球の型が同じであるため、移植された骨髄の細胞が根付いたのかどうかは確認できなかった。一九五八年にユーゴスラビアで起きた被曝事故では六人に骨髄移植がおこなわれたが、このときも移植の効果を確認することはできなかった。

その後、チェルノブイリ原発事故で、今回の医療チームにも参加したカリフォルニア大学教授のゲールが一三人に骨髄を移植、六人に造血幹細胞が含まれている胎児の肝臓の細胞を移植した。しかし、命をとりとめた二人はいずれも移植された造血幹細胞が根付いたのではなく、自分の造血幹細胞が再生したとされている。

末梢血幹細胞の移植は被曝治療の歴史で初めての試みだった。

大内の体の中で妹の細胞が根付いたのは、大量の放射線を浴びて、免疫細胞がほぼ完全に破壊されていたことが逆に幸いし、妹の細胞を拒絶しなかったためではないかと考えられた。ともあれ、この時点において移植は成功したのだった。

しかし、大内の体の状態は必ずしも好転してはいなかった。痛みが激しくなったためか体を絶えず動かすようになり、鎮静剤で眠った状態にすることが多くなっていた。

看護婦たちは処置するとき、必ず前と同じように声をかけた。ちょっと楽しくさせてあげられるような話、リラックスできるような話を心がけた。

致死的な量の放射線を浴びたことを大内に知らせないよう、事故のニュースが流れる可能性のあるラジオをかけることはできなかった。病室には音楽を流した。家族に頼んで、好きなＣＤを持ってきてもらった。家族はアウトドアが好きな大内のために森の音や鳥の声などが入った環境音楽のＣＤを持ってきた。その後、看護婦たちが少しずつ持ち寄るようになり、当初四枚だったＣＤは、徐々に枚数が増えていった。

柴田直美は、セリーヌ・ディオンの曲がよくかかっていたのをおぼえている。アメリカ映画『タイタニック』の主題歌が世界的に大ヒットした歌手で、人気が高かった。大内の病室にかかっていたのは、数々のヒット曲のなかでも柴田のとても好きな曲だった。言葉を発することのできない大内に音楽が聞こえているのか聞こえていないのか、わからなかった。看護婦たちは自己満足かもしれないと思いながらも、せめて好きな音楽を聞いて、少しでも心を和らげてほしいと願っていた。

一〇月二五日、被曝から二六日目。末梢血幹細胞移植が成功して八日たったこの日、平井は一六日に採取した大内の骨髄細胞に関する検査結果のくわしい報告書を検査会社から受け取った。その報告は平井の思いもよらないものだった。

検査は大内の腰と胸の骨から採取された細胞、それぞれ三〇ずつ、あわせて六〇の細胞についておこなわれた。それらの細胞はすべて妹から移植された細胞だと報告書にはあった。しかし、胸骨から採られた骨髄細胞の検査報告書には但《ただ》し書きとしてつぎのように記されていた。

「なお、染色分体の break が、三十細胞中三細胞に認められました」

大内の体内に根付いたばかりの妹の細胞、その一〇パーセントに異常が見つかったというのだ。

平井は顕微鏡写真を凝視した。たしかに一番と二番の染色体に傷がつき、折れ曲がっていた。移植し、新たに根付いた細胞が一週間ほどの短期間で傷ついてしまう

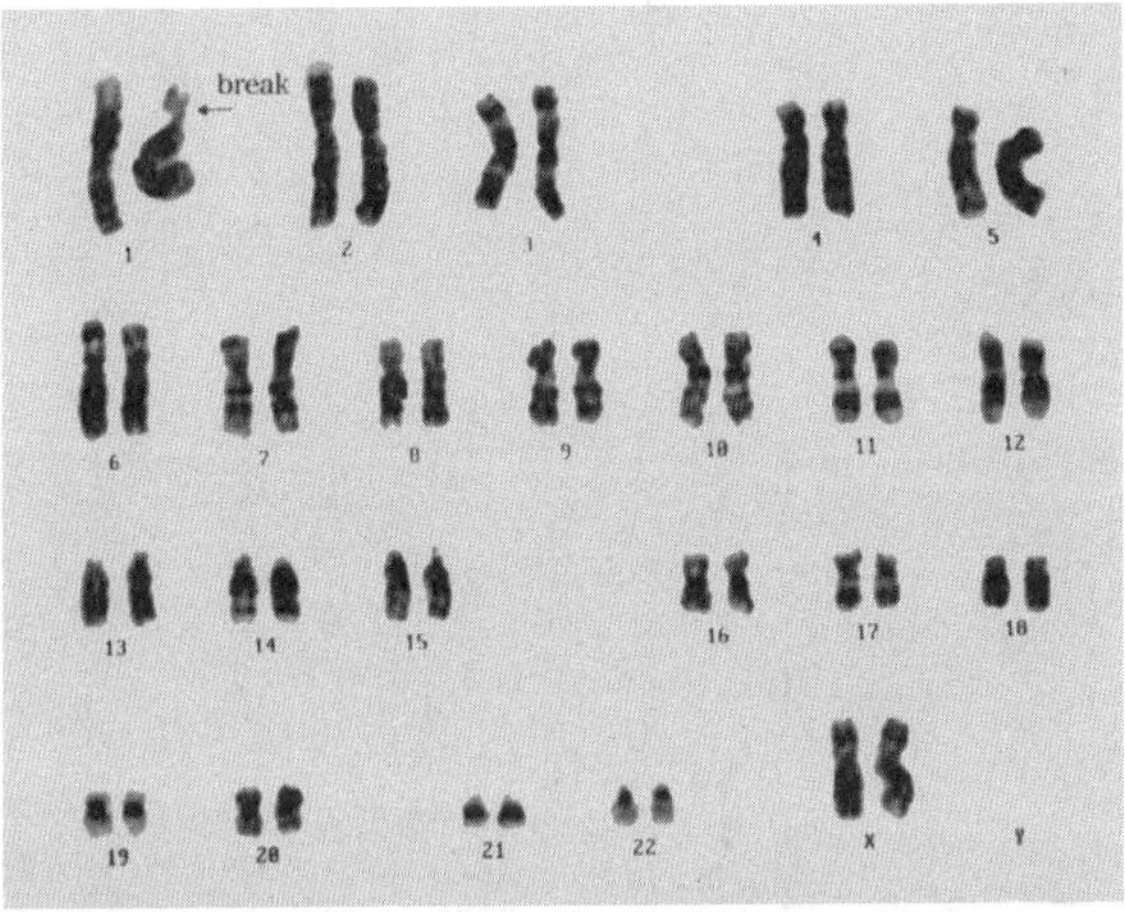

染色体の顕微鏡写真（胸骨の骨髄細胞から採取）。移植されたばかりの妹の細胞の染色体が傷ついていた（breakとあるところ）。採取日：1999年10月16日（被曝17日目）

ことは、血液の専門家の平井にとって、まったく考えられないことだった。

この染色体の傷についてのは医療チームのなかでも議論になった。ひとつの推測として、大内の体を貫いた中性子線が体内の物質を放射化し、染色体を傷つけたのではないかという考え方があった。中性子が体内のナトリウムやリン、それにカリウムなどに当たると、これらの物質の性質が変化し、自ら放射線を発するようになる。これが放射化だ。

たとえばナトリウムは一一個の陽子と一二個の中性子からなる質量数二三の原子である。ところが、これに中性子線が当たると中性子が取り込まれ、質量数が一つ増えて二四となり、ナトリウム24とよばれる放射性物質に変化する。ナトリウム24は余分なエネルギーをガンマ線とベータ線という放射線として出す。こうして出された放射線が、妹の造血幹細胞が生み出した骨髄細胞の染色体を傷つけたのではないかというのだ。

しかし、この考え方には、反対意見もあった。放射化された物質のうち、もっとも放射線を強く出し、体内に均等に存在するナトリウム24でさえ、半減期（放射能が半分になるまでの時間）はわずか一四・九六時間である。また、ナトリウム24は尿や汗などから体外に排出される。

したがって放射化された物質から出る放射線のエネルギーでは、染色体を傷つけることはできないというのだ。

こうした反対意見の人たちは「バイスタンダー（傍観者）効果」という中性子線被曝などに独特の影響が出たのではないかと主張する。

バイスタンダー効果は一九九〇年代初めに培養細胞で確認された現象である。その効果の一つに中性子線に被曝した細胞が活性酸素を出すようになり、近くの被曝していない細胞に損傷を与えるというものがある。フリーラジカルともよばれる活性酸素は通常の酸素にくらべて、いちじるしく化学反応を起こしやすい。体内で無差別に有害な反応を起こすことから、がんや老化などの原因の一つと考えられている。

大内の場合、中性子線に被曝したことによって、体内の細胞が活性酸素を出すようになり、妹の細胞から生み出された骨髄細胞の染色体を傷つけたのではないかという。

東大病院で集めた健康な人の染色体一五万あまりのなかで染色体が傷ついていた

のはわずか二つだけだった。染色体に傷がつくということはそれほどめったにないことなのだ。

いずれにしろ、被曝による影響であることは間違いない。そう考えながら、平井は、放射線の恐ろしさをまざまざと感じていた。

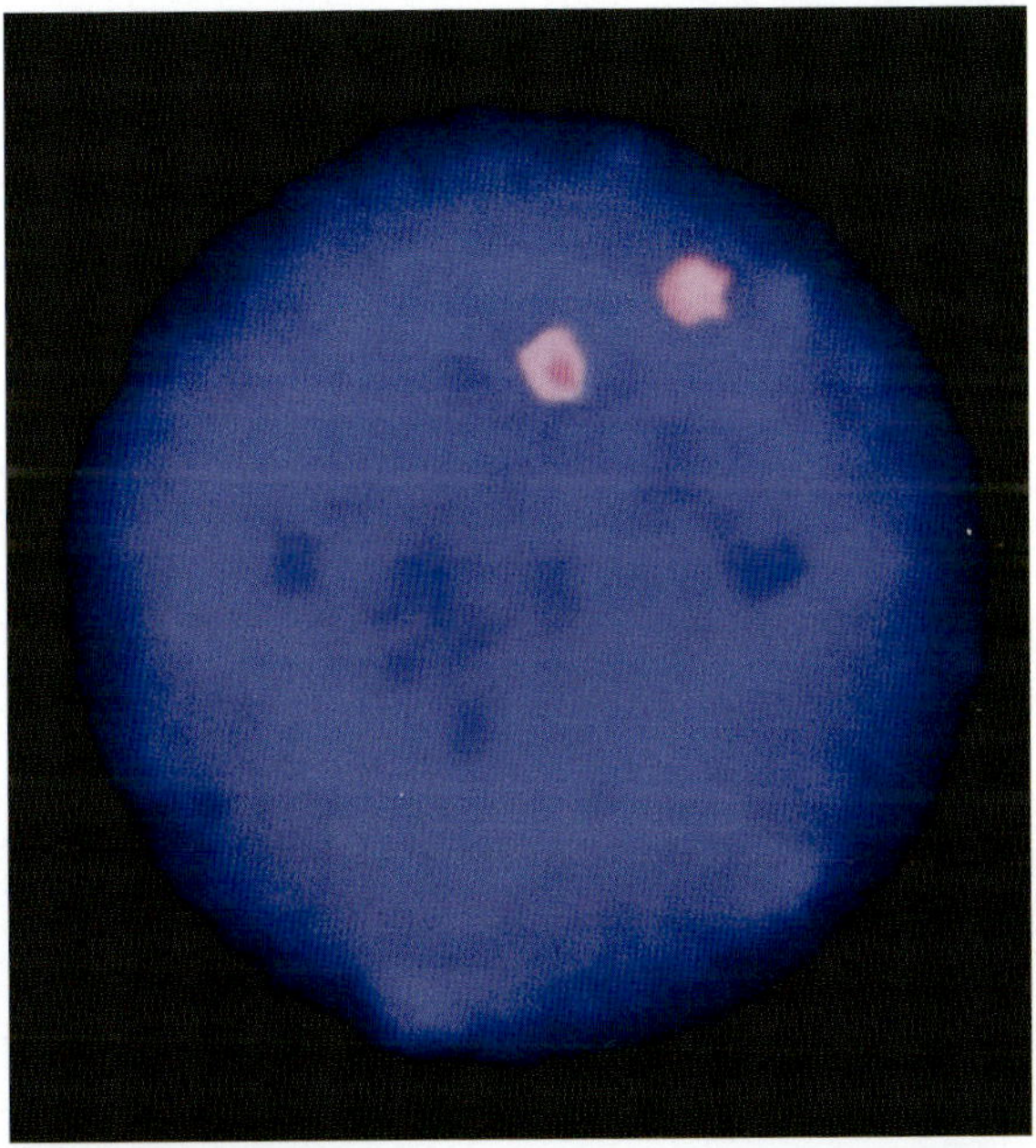

移植された妹の細胞が生み出した白血球。赤く発色しているのは女性の性染色体

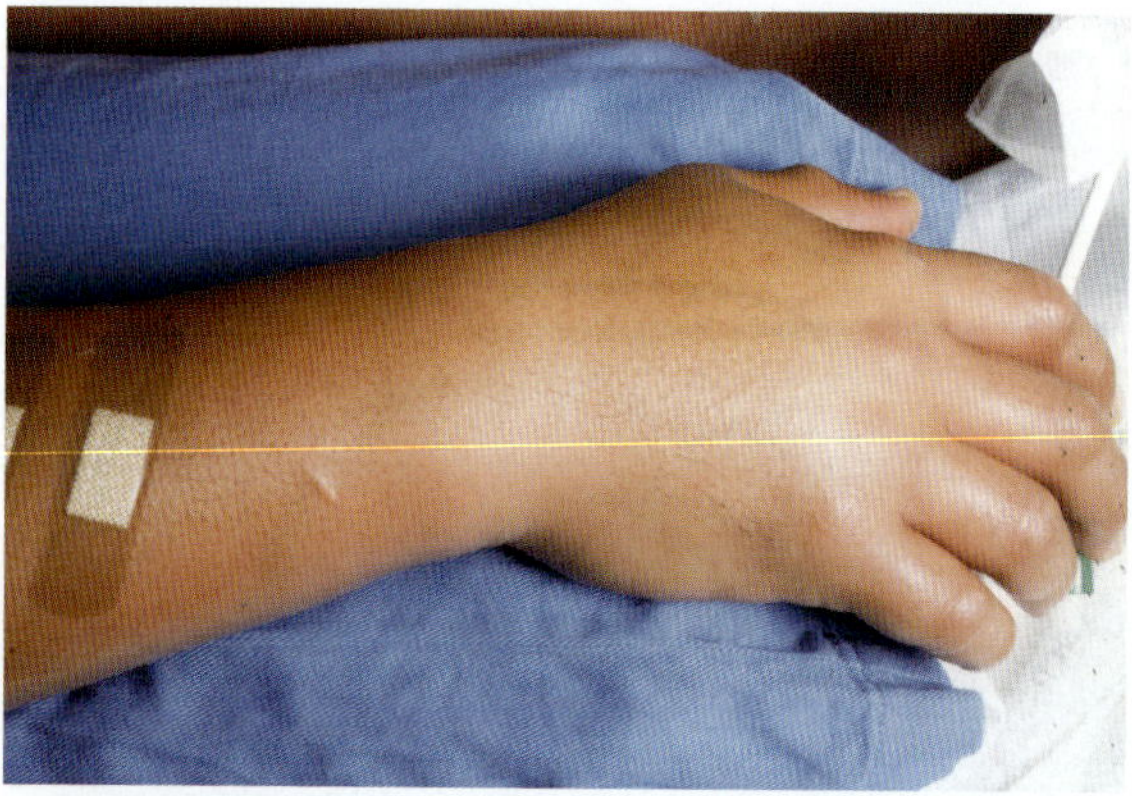

〈右手〉東大病院転院時には、赤く腫れているだけだった。
撮影：1999年10月7日（被曝8日目）

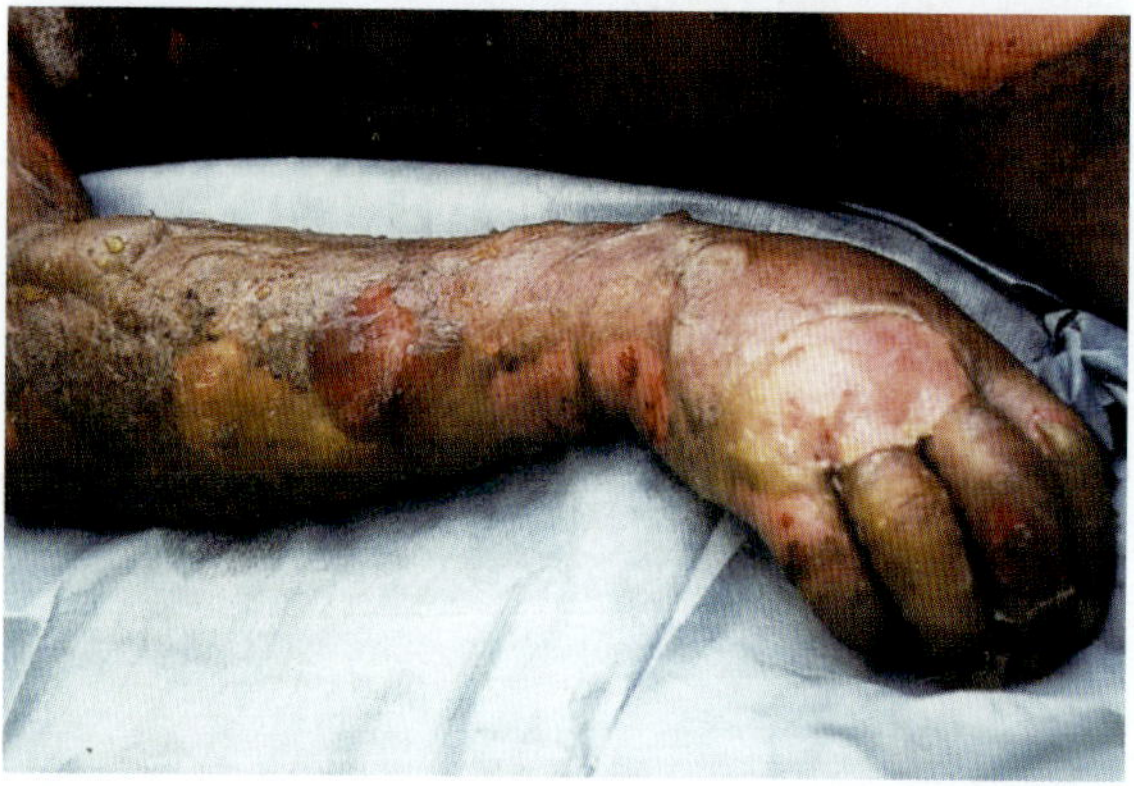

〈同右手〉表皮が失われ、赤黒く変色している。
撮影：1999年10月25日（被曝26日目）

〈大腸の内視鏡映像〉

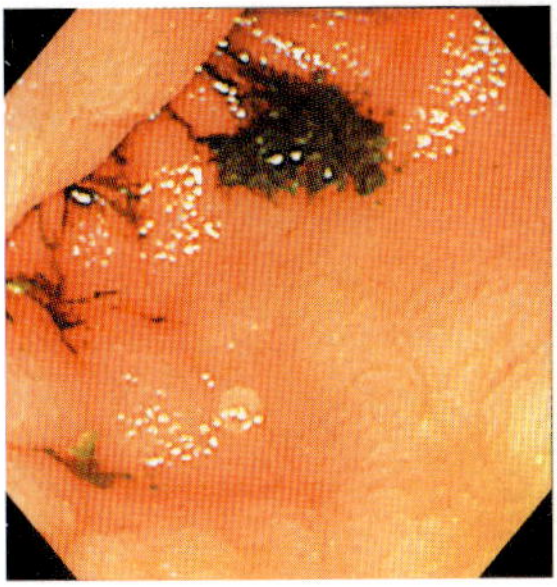

粘膜は保たれている。
撮影：1999年10月15日（被曝16日目）

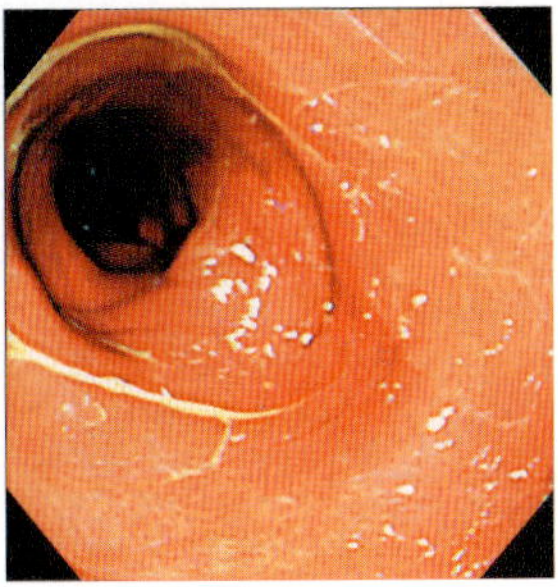

粘膜は脱落し、下層が剥き出しになっている。
撮影：1999年11月4日（被曝36日目）

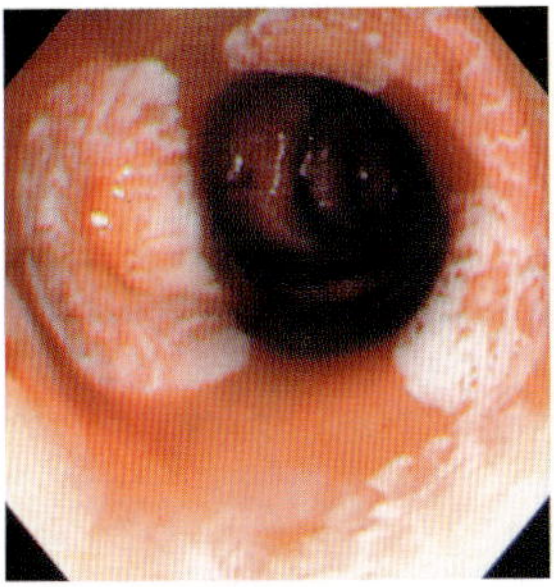

再生した粘膜（白い部分）。
撮影：1999年11月18日（被曝50日目）

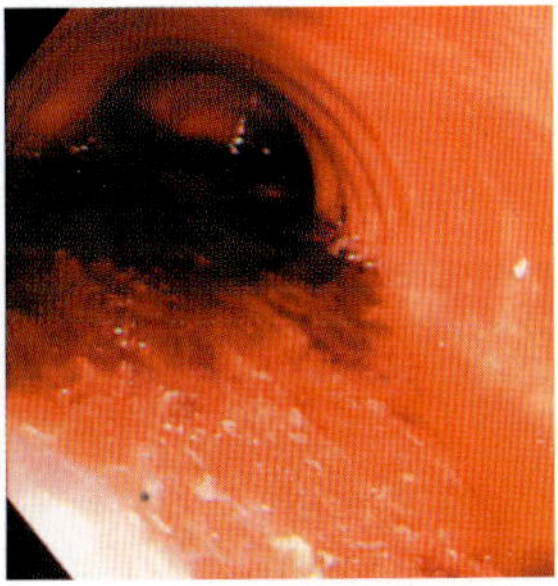

出血し、血液があふれている。
撮影：1999年12月5日（被曝67日目）

〈筋肉細胞の顕微鏡写真〉

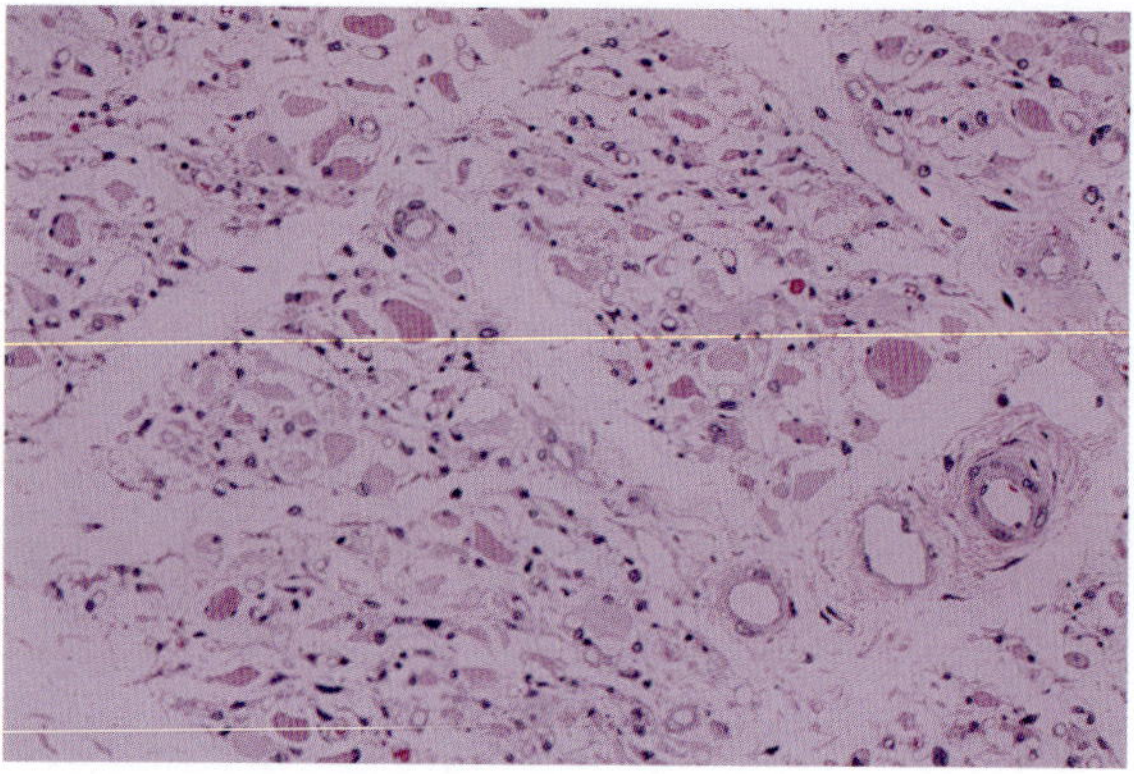

大胸筋。繊維がほとんど失われ、細胞膜しか残っていない

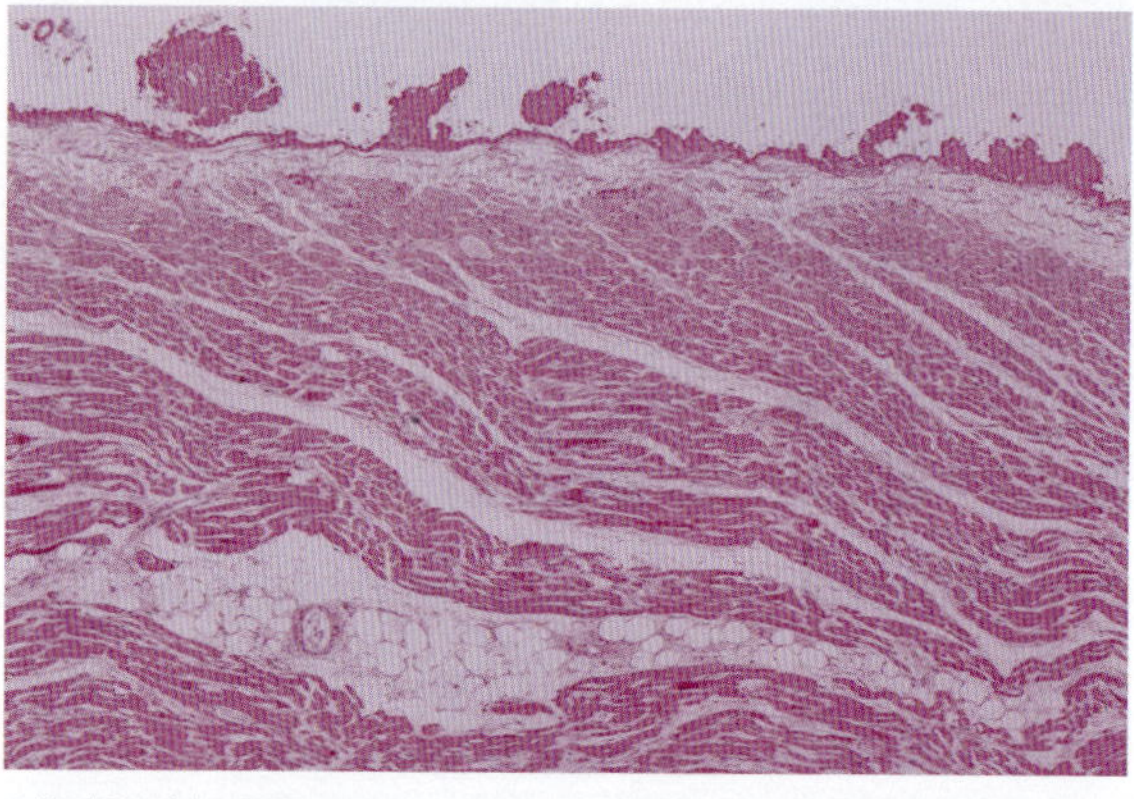

心筋（左心室）。組織はほとんど破壊されていない

次々と起きる放射線障害——被曝二七日目

大内は口から食べ物を摂《と》ることができなかった。このため、首の付け根から心臓の近くの静脈に向かって通されたチューブで栄養の入った点滴を送っていた。

東大病院消化器内科の岡本真《おかもとまこと》は教授の小俣政男《おまたまさお》から大内の内視鏡検査を担当するよう指示を受けた。眼鏡に口ひげという風貌《ふうぼう》の岡本は内視鏡検査にかけては東大病院のなかで一番の腕利《うでき》きといわれている。前川からは「大内さんの体力を取りもどすためには点滴だけではなく、腸から栄養を吸収することが重要だ。腸から吸収できるようになれば回復に向けて光が見えるかもしれない」と聞かされた。

一〇月一五日、被曝から一六日目、岡本は腸の内視鏡検査のため、初めて大内の病室に入った。大内の皮膚は、すでにずいぶん、はがれ落ちているように見えた。

岡本は大内の腸内の組織を傷つけないよう、通常より細い内視鏡を用意した。体内に入る部分は念のため二重に消毒した。

内視鏡検査でもっとも危険なのは、操作を失敗して腸に穴をあけてしまうことだ。もし誤って穴をあけてしまった場合は通常、すぐに開腹して手術がおこなわれる。しかし、大内の体が手術に耐えられるわけはなかった。岡本は緊張し、「こわい」と思った。

内視鏡を入れると腸は激しく動いていた。岡本は夢中で内視鏡を操作した。ベテランの岡本が腸のどの部分まで内視鏡が入っているのかさえわからないほど緊張していた。

腸の粘膜は血液や皮膚とならんで、放射線の影響をもっとも受けやすい。粘膜は皮膚と同じように内部にある幹細胞がさかんに分裂して表面に向かっている。表面にある古い細胞は、はがれ落ちて新しいものと入れ替わる。このため、大量の放射線に被曝して幹細胞の染色体がダメージを受け、細胞分裂ができなくなると、消化管障害の症状が現れる。その時期は被曝からおよそ二週間後と言われていた。

しかし、このとき大内の腸は岡本の予想に反して、粘膜が保たれていた。小腸にある絨毛《じゅうもう》というひだのような組織がなくなって、表面が多少ざらついていた。ダメージを受けていることは確かだったが、腸の粘膜はなくなってはいなかったのだ。岡本はこの日のカルテに「肉眼的には正常に近い粘膜であった」と記している。

この報告を受けた前川は腸から栄養が吸収できるかどうか試してみることにした。

翌一六日午後九時、大内の鼻から胃に通されたチューブを通して栄養剤を投与した。一五〇グラム中、約一〇〇グラムが大内の腸内に流れていったとみられた。一七日午後一時頃、緑色の粘液のようなものが便として出てきた。重量は一〇〇グラム。前川は腸の粘膜から栄養が吸収されていないと判断し、栄養剤の投与を断念した。

一〇月一九日、被曝から二〇日目、大内は「ローリングベッド」という重症患者用のベッドに移された。その名のとおり、電動で少しずつ揺らすベッドで、左右それぞれ五五度の角度まで傾かせることができる。大内は鎮静剤によって、眠っていることが多くなっていた。また人工呼吸器を付けていたため、仰向けのまま体を動かせなかった。こうした状態が長くつづくと合併症の起きる危険性が高くなる。分《ぶん》泌物《ぴつぷつ》が背中側にたまり、肺が酸素を取り込めない状態になったり、肺炎を起こしたりすることがあるのだ。そうした危険を避けるためには、体位を定期的に変えなく

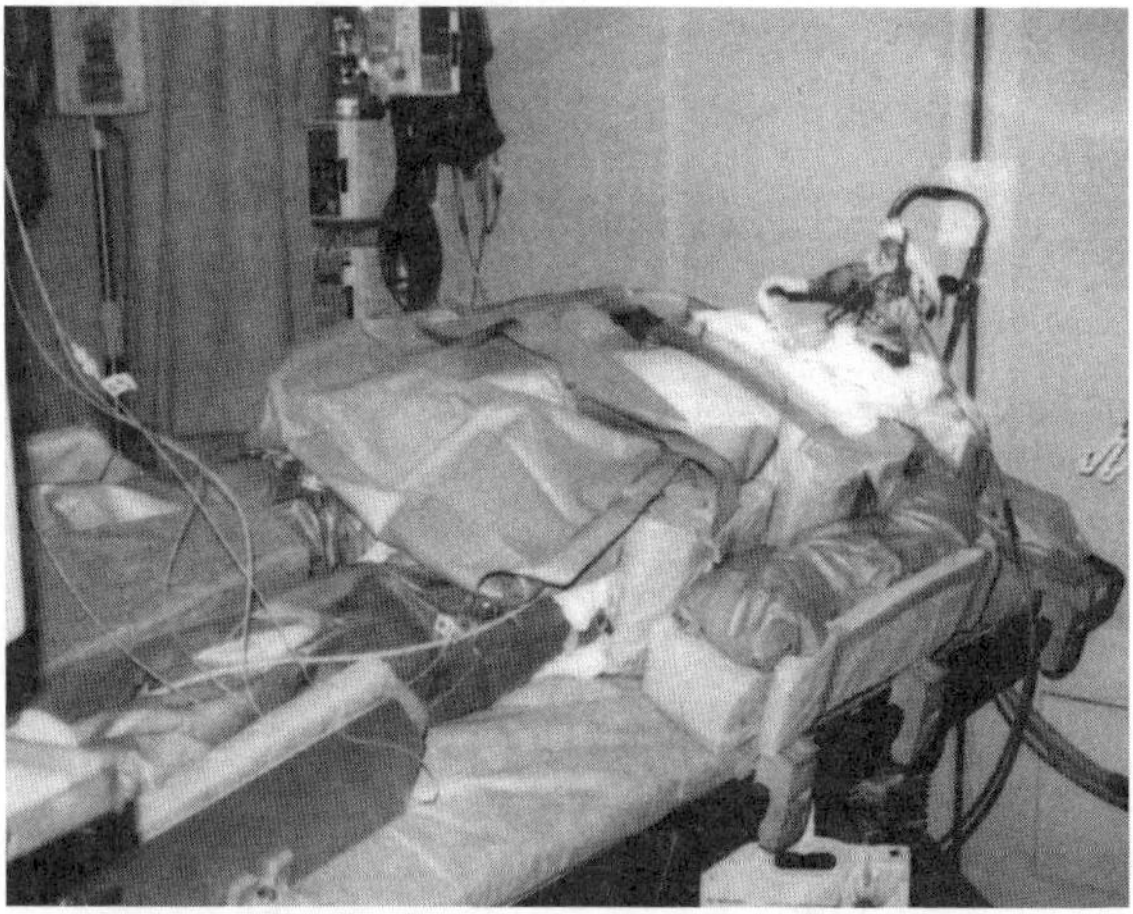

ローリングベッドに横たわる大内氏

てはならない。さらに血液の循環をよくし、同時に火傷《やけど》のようになってきた皮膚に負担を与えないようにする必要があった。そこで、このベッドが導入されたのだった。

ベッドには、傾いたときに患者が転げ落ちないよう、頭と腕、胴体と足のそれぞれの部分を固定するための分厚いパッドが取り付けられている。この状態の大内を見た家族の言葉を細川美香は看護記録にこう記している。

「妻、妹の面会あり。「お父さん、ロボットみたいになっちゃって」」

このころのカルテの記述には「GVHD」という単語が頻繁に出てくる。医療チームは末梢《まつしようけつ》血幹細胞移植が成功した後、このGVHDをもっとも警戒していた。

GVHD（移植片対宿主病）は造血幹細胞移植の後に起きることのある副作用である。移植片（移植された造血幹細胞）から成長したリンパ球が、宿主（移植を受けた患者自身）を攻撃してしまう。臓器移植で起きる拒絶反応では、移植された臓器が、移植を受けた患者のリンパ球などから攻撃を受けるが、GVHDはその逆の現象である。肝臓の障害や下痢などの症状が起こり、激しい場合には死につながることもある。

被曝から二七日目の一〇月二六日、突然、大量の下痢が始まった。前川がもっとも恐れていた事態だった。

大内は事故直後に下痢の症状があって以来、下痢は止まっていた。これで大丈夫だろうかと思っていたところに始まったのである。ただし、これまでの被曝事故のケースで報告されているような血の混じった便ではなく、緑色の水のような便が出ていた。

原因は二つ考えられる。GVHDと放射線障害だ。しかし、この二つは症状がよく似ており、区別がつきにくい。翌二七日のカルテには「GVHDの兆候として、紅斑《こうはん》や黄疸《おうだん》は見られない。しかし、早朝に緑色水様性の下痢がみられるので、これがGVHDによるものか、消化管粘膜の放射線障害によるものかは今のところ鑑別が困難である」と記されている。

急遽《きゅうきょ》、消化器内科の岡本がよばれ、大腸の内視鏡検査がおこなわれた。モニターに現れた大内の腸の内部は、粘膜がなくなって粘膜下層とよばれる赤い部分がむき出しになっていた。死んだ腸の粘膜は所々に白く垂れ下がっていた。この状態では消化も吸収もまったくできない。摂取した水分も下痢になって流れ出るという状態だった。

前川をはじめとする医療チームのメンバーはいわゆる「教科書」とずいぶん違う症状に戸惑い、議論を重ねた。まさに海図のない航海に迷い込んだようだった。

一〇月二八日午後、放医研（放射線医学総合研究所）の招きで来日したアメリカ、フランス、ドイツ、ロシアの被曝医療の専門家が、東大病院を訪れた。臨界事故で全身に被曝した患者で、これまでもっとも長く生存したケースは九日間。海外の専門家も、これほど高線量の中性子線を浴びながら生存している患者を見た経験はなかった。

来訪した専門家のうち、アメリカのニューメキシコ大学放射線学部健康センター教授のフレッド・メトラーは大内の下痢の症状を見て、「この消化管障害は放射線障害によるものだ。数週間もすればよくなるのではないか」と診断した。大内には、手のひらや足の裏の皮膚が真っ赤になってしまうといったGVHDに特有の症状がなかったためとみられる。

障害の原因がGVHDかどうかは腸の組織を取る「生検」という検査をすればわ

かる。顕微鏡で見て組織にリンパ球が集まっていれば、妹のリンパ球が大内の組織を攻撃していることがわかり、ＧＶＨＤと診断できる。しかし、医療チームでは大内の症状を考えると、はたして組織を取っていいのかどうか判断に迷っていた。

この点についてもメトラーは「放射線による消化管の障害で生検は禁忌《タブー》だ」とアドバイスした。放射線の障害を受けた組織は絶対に出血が止まらないので、出血多量で死亡する恐れがあると強く主張した。医療チームはこのアドバイスに従った。

このころ、大内の血液中には「ミオグロビン」というタンパク質が大量に流れ出していた。ミオグロビンは「筋肉へモグロビン」ともよばれ、赤血球に含まれるへモグロビンと同じように筋肉の中で酸素を貯蔵する役割がある。ミオグロビンは筋肉の組織が壊れると血液中に流れ出し、腎臓《じんぞう》で処理されて、尿として排泄《はいせつ》される。地震で建物の下敷きになった人が、助け出された数日後に突然死亡する「クラッシュ症候群」が、阪神大震災をきっかけに注目された。これは下敷きになったときに壊れた筋肉組織からミオグロビンが大量に流れ出し、腎臓のフィルターに詰まって起きるといわれている。早期に人工透析の治療をしなければ、急性腎不全となり、死亡する。

血液中のミオグロビンは健康な人なら一ミリリットル当たり六〇ナノグラムを上まわることはほとんどないのだが、大内の場合は一八〇〇ナノグラムあまりに達していた。右腕の筋肉が壊死《えし》していることが大きな原因と考えられた。腎臓の検査の数値も悪化し始めたため、腎臓に大きな負担を与える免疫《めんえき》抑制剤を別の種類に変更して、様子を見守ることになった。

腎臓の機能が悪くなっているという報告を受けて、ロシアの専門家は腫《は》れている右腕を切断すべきだと主張した。しかし、医療チームでは切断した痕《あと》が治らない可能性が高いとして従わなかった。

数週間でよくなるというメトラーの予想に反して、下痢の量は日に日に増え、一日三リットルを超えた。

視察を終えた専門家グループは報告書にこう記した。

「歴史的に見ると、このような被曝は、一ないし二週間の間に致命的な転帰をとっている。造血因子を含む徹底的な集中治療と〔中略〕ＨＬＡが一致する妹からの末梢血幹細胞移植の結果、彼は被ばく後二九日の時点でも生存している。〔中略〕東大病院のスタッフは、医学的前例がなく、また我々も限られた助言を与えることとしかできない領域の治療をおこなうという、前例のない立場にある」

入院したときは、一日で一気に日焼けしたぐらいの赤さで、少しはれているだけだった大内の右手。事故の瞬間、もっとも多くの放射線を浴びたとみられているこの右手は、被曝から二週間たったころから表面が徐々に水ぶくれになっていた。人間の場合、皮膚の表皮が新しく入れ替わるまでのサイクルは約二週間といわれている。医療用テープをはがすときにいっしょにむけていた皮膚は水ぶくれが破れて、中から体液や血液が浸《し》み出してくるようになった。医療チームは水ぶくれが破れた部分に新しい表皮ができてこないことに気づいた。放射線で染色体がずたずたに破壊された大内の皮膚の細胞は分裂できず、新しい表皮が生まれてこないのだった。

大内を担当していた皮膚科の若手医師・帆足俊彦《ほあしとしひこ》はこう話す。

「皮膚がむけた部分は、むけたての状態がずっとつづき、治っていくところが一つもないことに気づきました。何とかしなきゃと思ったのですが、当時は皮膚の障害がどのように進むかまったくわかりませんでした。大内さんのように急性の放射線障害の患者で二週間以上生きているケースがなく、参考になる文献も当然なかったためです。

火傷の場合なら、悪くなった皮膚を削り取ってあげると、その下から新しい皮膚が再生してくるのですが、大内さんの場合、どれが悪い皮膚なのか判断できませんでしたし、削ったあと、再生してくるのかどうかもわからないため、削り取るのは難しいと考えました。結局、感染を防ぐため、抗生物質の入った軟膏《なんこう》を塗って、様子を見るしかなかったんです」

被曝して一カ月後に撮影された右手の写真では、皮膚がほとんどなくなり、手の表面は大火傷をしたようにじゅくじゅくして赤黒く変色していた。

右手から右上腕、右胸から右脇腹《わきばら》の部分、そして太股《ふともも》へかけて、皮膚が水ぶくれになっては、はがれ落ちていった。障害は浴びた放射線の量が多いところから徐々に広がっていった。皮膚がはがれたところは点状に出血があり、体液が浸み出していた。

大内の全身は包帯とガーゼで包まれた。面会に来た妻と妹はさみしそうに「もうさわれるところがありませんね」と言った。

医師と看護婦にとって、包帯交換が一日の重要な仕事になった。一〇人がかりでおこなう大仕事だった。

滅菌したマスクと帽子、それに手袋をして病室に入る。まず大内の全身を覆《おお》っている包帯を切り、ガーゼを取ったあと、温めた消毒液をスプレーで体にかける。同時に「トレックスガーゼ」という表面がつるつるの特殊な医療用ガーゼに抗生物質の入った軟膏を十分になじませ、しわにならないように気をつけながら体に当てていく。大内の皮膚の状態が悪く、ふつうのガーゼでは刺激が強すぎるためだ。指同士がくっついてしまわないように一本一本をガーゼで包む。一度の包帯交換で使われる包帯とガーゼはワゴンに山積みになるほどだった。単純な作業だが、感染しないよう慎重におこなっていたため、一回の処置に二、三時間かかった。

すべてのガーゼを取り去ったときに大内の体の熱が奪われないよう、病室のエアコンは温度を三〇度に設定した。また、体全体を温めるため、ラジアント・ウォーマーという医療用の電熱器を入れた。病室は温室のような状態になった。医療チームは、毎日汗だくになりながら処置をおこなった。

包帯交換には教授である前川も率先して参加した。軟膏を塗りながら、大内にたいして「痛くない？」「もうちょっとだからがんばって」と声をかけた。前川は包帯を交換するだけでなく、シーツの取り替えまで手伝った。

大内の体を包んでいたガーゼや包帯は、体から浸み出す体液を吸い込んで重くなっていた。その重さを毎日量るのも看護婦たちの重要な仕事だった。大内の体から、どの程度の水分が失われているかがわかるからだ。浸み出した体液はこのころ、一日一リットルに達していた。

看護婦の柴田直美は、ガーゼ交換をおこないながら、いつも大内を痛々しい思いで見つめていた。大内は体の前面全体が火傷したような状態になっており、ガーゼを交換するたびに皮膚がむけた。鎮静剤をたくさん投与されて眠っているものの、痛くてつらいだろうなと思っていた。

このころの大内は目《ま》ぶたが閉じない状態になっていた。目が乾かないよう黄色い軟膏を塗っていた。ときどき、目から出血した。細川美香は大内が苦しくて血の涙を流しているのではないかと思った。

爪《つめ》もはがれ落ちた。

名和純子は、むかし広島にある原爆の資料館で見た被爆者の写真を思い出した。

五〇年以上前、原子爆弾で被爆した人たちも、こういう状態だったのだろうかと考えていた。

小さな希望——被曝五〇日目

大内は背中側の皮膚はそのままきれいに残っていたが、中性子線を直接浴びた体の前面の皮膚がほぼ完全にはがれ落ちていた。

一〇月下旬、被曝から約三週間過ぎたころ、医療チームは治療方針の検討会議で、大内に培養皮膚の移植をおこなうことを決めた。

培養皮膚は人間から採取した皮膚の細胞を試験管で培養したもので、大火傷《おおやけど》の治療などに使われている。患者自身の皮膚を培養して増やすものと、他人から提供を受けて増やすものがある。自分の培養皮膚なら移植しても拒絶反応がないため、体に生着する。

しかし、大内の場合、皮膚を作る細胞は染色体が破壊されて大きなダメージを受けており、自分自身の皮膚を培養して増やすことは不可能と考えられた。このため、医療チームでは造血幹細胞を提供した妹から皮膚の提供を受けることにした。妹の白血球の型は大内とほぼ一致するため、拒絶反応が小さいはずだ。実際、移植された造血幹細胞は生着していた。

妹の太股《ふともも》から二センチ×四センチの面積の皮膚が採取された。皮膚は愛媛大学に送られ、培養が始められた。十分な量に成長するまでには二週間から一カ月程度必要だった。

一一月初め、皮膚科の帆足俊彦は大内の体の側面を診ていて、健康な皮膚とはがれ落ちた部分との境界に、点々と島のように白い部分があることに気がついた。最初は「カビに感染してしまったのかな?」と思った。組織を取って、顕微鏡で見たところ、再生した皮膚だった。帆足は「カビでなくてよかった」と安心するとともに、「この皮膚が少しでも広がってほしい」と願った。

帆足の願いに呼応するかのように皮膚は少しずつ広がっていった。しかし、皮膚がはがれ落ちてしまっていた体の前の部分までは再生しなかった。

皮膚から浸《し》み出す水分は徐々に増え、一一月中旬には一日二リットルを超えるようになった。いかにして水分の浸出を防ぐかが治療の焦点になった。

緊急の皮膚移植が検討された。

他人の皮膚を培養したものでも、一時的に着けば、拒絶反応ではがれ落ちるまでの間、体液や水分の喪失を防ぐ、いわば「ガーゼ代わり」にすることができるのではないか。感染の予防にも役立つだろう。前川はそう考えた。培養皮膚は皮膚を成長させる作用のある「成長因子」を出すため、うまくいけば大内自身の皮膚が再生するのではないかとの期待もあった。

前川は国内で培養皮膚を作っている聖マリアンナ医科大学、愛媛大学、北里大学、東京女子医科大学、それに東海大学の五つの大学に協力をあおぎ、冷凍保存されている培養皮膚を可能なかぎり提供してくれるよう頼んだ。ただちに各大学から培養皮膚が届けられ、被曝から五〇日目の一一月一八日、右の腹部と右足に移植された。

火傷などの治療としておこなわれる皮膚移植では、悪くなった皮膚をメスではがし、出血させる。こうすることで培養皮膚が早くくっつくのだ。しかし、大内の場合、メスを使って傷をつけると出血が止まらなくなる恐れがある。それがこわかった。このため表面を少しガーゼでこすって、出血する層を出し、そこに培養皮膚を載せるというかたちで移植がおこなわれた。

皮膚移植は二日に一回のペースでおこなわれた。一二月に入ると妹から提供された培養皮膚も届き、最終的にあわせて約七〇枚が移植された。しかし、大量に浸み出す体液のため、移植した培養皮膚は三～四日もすると浮いてしまい、生着することはなかった。また、期待していた成長因子の影響も、健康な皮膚との境界の部分では皮膚の成長を早める効果があったが、皮膚がはがれ落ちた体の前面には効果がなかった。

下痢も止まらなかった。下痢に血液がまじらないように、と前川は毎日祈るような気持ちだった。出血を止める働きのある血小板をほとんど作ることのできない大内は、腸の粘膜がはがれると大出血を起こす可能性が高い。大量の放射線を浴びた患者は、こうした胃や腸などの消化管からの出血によって死亡する例が多いとこれまで言われていた。

前川は腸の粘膜の増殖を促すため、入院当初から「L‐グルタミン」という薬を投与していた。この薬は国内には飲み薬しかない。大内は薬を飲めなくなっていたので、前川たちの医療チームは原料を取り寄せ、静脈から点滴で投与できるよう薬剤部で調剤してもらった。さらに当時臨床試験の最中だった潰瘍《かいよう》の治療薬「プロトンポンプ阻害剤」も点滴で投与した。こちらの薬も国内では飲み薬しか認められていなかった。

前川はたとえ科学的根拠が薄くても、文献で調べて使えそうに思われた治療方法や薬については、家族の同意を得てすべて試した。しかし、症状は一向に好転しなかった。

被曝から五〇日目の一一月一八日、下痢が始まって約三週間後のこの日、ついに下血が始まった。

消化器内科の岡本真が急遽《きゅうきょ》よばれた。岡本は五回目となる内視鏡検査をおこなった。大腸へファイバースコープをそっと入れた。モニターに映し出されたファイバースコープの丸い視野には、粘膜がほとんどなくなり、表面が赤くただれた大内腸の内部があった。通常なら隆起して見える表面はのっぺりとして、粘膜のはがれたところから血液が浸み出していた。腸の動きも悪くなっていた。浸み出した血液があふれて、小腸から大腸に向かって流れ出していた。下血は一日に八〇〇ミリリットルに及んだ。

モニターを見つめる岡本は、小腸から大腸の間の一部に点々と見えた白い円形の組織が気になった。

「一体何だろう？」

岡本は消化器内科の医局に用意されたビデオで、このときのテープを何度も再生しながら検討した。組織を取って分析すればすぐわかるが、大内の腸に傷をつけるとさらに出血が多くなり、命に関わる恐れがある。他の専門医に相談したり、文献を徹底的に調べたりした結果、岡本は一つの結論を出した。この丸い組織は新しく作り出された粘膜に違いなかった。粘膜のなくなっていることが確認されてから三週間、すっかり失われたはずの粘膜が再生していた。

「復活」「生命力」という言葉が岡本の頭に浮かんだ。

全体の状況にくらべれば、ほんのささいなできごとだった。しかし、最悪の状態のなかで出会った「生き返る力」に、岡本は驚き、ただ感動した。


医療チームのメンバーもこの「生命力」に希望を見いだしたい思いだった。ところが、翌一九日には胃や十二指腸などからも出血が始まった。

下血や、皮膚からの体液と血液の浸み出しを合わせると、体から失われる水分は一日一〇リットルに達しようとしていた。

医療チームは一時間ごとに大内の体から出ていった水分を量り、一日六回に分けて、ほぼ同量の水分を補給していた。

とくに血液は重要だった。末梢血《まつしょうけつ》幹細胞移植が成功したといっても、大内の造血能力は赤血球やいくつもの種類の白血球、それに血小板などを作るまでには回復していなかった。赤血球を増やす働きのある「エリスロポエチン」や、血小板を作る血液細胞を増やす「トロンボポエチン」という薬の投与がつづけられた。

その一方で、赤血球や血小板自体の輸血も毎日おこなわれていた。出血を少しでも止めるためには大量の血小板が必要だった。このころの大内の看護記録には、青いシールが半日で一〇枚以上貼《は》られていた。血液型などを間違えないように、血液のパックに付けられているシールである。シールには大内の血液型であるO型という文字が記されている。シールが一〇枚あるということは、わずか半日で輸血が一〇回以上おこなわれたことを示していた。医療チームは大内の造血能力の回復を祈りながら、ひたすら輸血をつづけるしかなかった。

カルテには「consciousness」（意識）として、連日こう記されていた。

「Level:E4VTM4/GCS〔中略〕大きな変化は見られない。刺激に対して顔をしかめるが、四肢は動かさない」

　GCSというのは「グラスゴー・コーマ・スケール」のことだ。昏睡《こんすい》（コーマ）などの意識障害を数値として表すために一九七四年にイギリスのグラスゴー大学で提唱された国際的な指標だ。Eは開眼（Eye Opening）、Vは発語（Verbal Response）、Mは運動機能（Motor Response）のことである。

　大内の場合は開眼が四段階のレベルのなかでもっとも高い4、「自発的に開眼する」だった。発語は人工呼吸器（Tube）のTで、呼吸器を付けているため言葉を発することは不可能という意味だ。また、運動機能は六段階のレベルのなかで上から三番目の4。「さわると逃げるように手足をひっこめる反応がある」ことを示している。つまり、このころも、大内は完全に意識があったとみられる。実際、看護婦がケアのときに手を持ち上げたり、足を動かしたりすると、大内は苦痛の表情を示した。

　毎日大量の鎮静剤・鎮痛薬が投与された。

　カルテによると「プロポフォール」という鎮静剤と「フェンタニール」という鎮

痛薬がつねに点滴で入れられていた。フェンタニールは塩酸モルヒネの一〇〇倍の効果があるといわれる合成麻薬である。大内に投与されていたフェンタニールの量は一時間に二〇〇マイクログラム。これは頭蓋《とうがい》を開いて脳の手術をおこなう際に使われる量に匹敵する。また、「塩酸ケタミン」という鎮痛薬も使われた。持続的な痛みに効くこの薬は火傷の際に使われることが多い。医療チームはこれらの薬を組み合わせて投与した。出口の見えない治療のなかで、本人の苦痛を取ることが唯一《ゆいいつ》の有効な治療となっていた。

末梢血幹細胞移植が成功した後は、治療の成果がはっきりと見えない日々がつづいていた。朝と夕方の回診の後におこなわれる治療方針の検討会議では、医師たちの発言が少なくなっていた。

手詰まりだった。「積極的な治療方法を検討する」というよりは「どのようにしていまの状態を維持していくか」というのが議論の中心になっていた。

このころ、前川は家に帰らず、他の多くの医師と交代で病院の廊下や研究室などで仮眠していた。肉体的な疲労に加え、精神的にも追いつめられていた。だれもが、いまのまま治療をつづけていくことの意味を自問自答し始めていた。

前川にとって、皮膚や消化管の変化は、医師としてこれまで体験したことのないもので、日々驚きの連続であった。

治療は大量に出入りする水分で血圧が変動しないようにすることが中心になっていた。血圧が急激に変動すると心臓の機能がついていかず、停止してしまう恐れがある。前川たちは浸み出す体液や血液を一ミリリットルの単位で量り、薬で尿の量を調節するとともに、浸み出ていく水分にあわせて、投与する点滴や輸血の量などをきめ細かく管理した。

徹底的な感染対策もつづけられた。

細菌の対策に加え、ウイルスとカビの感染を早期に発見する「リアルタイムPCR」の検査も毎日つづけられていた。クリーンルームに入り、スタッフ全員が滅菌に気をつけていても、この検査で二回、感染の兆候が認められた。一度目は一〇月終わりで、カンジダというカビのDNAが発見された。二度目はこのころで、サイトメガロウイルスが血液から検出された。いずれもすぐに治療薬を投与して、症状が出るのを免れることができた。

治療の成果を期待するよりも、いまの状態を維持することで精一杯だった。
「どこまで行けるのだろうか？」
治療をつづけることへの迷いが、前川の胸中を初めてよぎった。

医師免許をとって三カ月の研修医・山口和将は医療チームの一員として、当初、大内の体の状態に関するデータの収集をしていた。しかし大内の病状が悪くなるにつれて処置が増えたため、徐々に治療に関わるようになり、一一月の中旬を過ぎたこのころには、包帯交換や投薬の指示、それに点滴の処理まで全面的に治療に携わっていた。

毎日二回の治療方針検討会議のための資料作りと席上での病状説明は、山口の仕事だった。朝の検討会議に出席したのち、大内の治療をしながら夕方の会議に向けてレポートを作る。夕方の会議のあとは、そのまま当直し、治療のかたわら朝の会議のレポートを作る。一回のレポートはA4判の用紙で七枚から八枚に及び、気づいたら翌朝になっていたことも多かった。そのレポートを朝の会議で発表した後、また治療に関わり、翌日の夕方の会議が終わったあと、ようやく帰宅する。まさに休む間もなかった。

　大内が世界でも例のない患者であることはよくわかっていた。医師として、そうした稀《まれ》な診療に関わることができるというのは貴重な経験であると、まわりから励まされることもあった。しかし山口自身は、こんな医療があるのか、自分のしていることが果たして本人のためになっているのかとつねに自問自答していた。目の前の大内に起きている状態を受け止めるので精一杯だった。医師になって数カ月という段階で、治療方針の決定に積極的に関わっていくには力不足だということもわかっていた。

　せめて自分にできることといえば、面会の前に、大内の顔の包帯を交換して、少しでもきれいな状態で家族に接触してもらうことだと思った。だから、とりわけ包帯交換には熱心に取り組んだ。

　山口は、自分のやっていることが実際にだれの幸せや喜びにつながっているのかが、わからなくなっていた。客観的に見ると生きながらえる見込みが非常に低い患者であることは、だれの目にも明らかだった。助かる見込みが非常に低いという状況のなかで、日に日に患者の姿が見るも無惨《むざん》な姿になっていく。その患者の治療に膨大な医薬品や血液などの医療資源が使われていく。しかし、そうしておこなった処置は患者に苦痛を与えているのだ。医療者はこの状況に、この治療に、どこまで関わっていくことが許されるのか、山口はつねに考えつづけていた。

同時に、医療チームの多くのスタッフが同じようなことを思いながら、それをだれも口に出せないということも感じていた。もし大内に積極的な治療をおこなっていくことにたいして、医療チームのだれかが疑問をもち、それが他の人たちにも伝わってしまったら、自分たちは何のために、そしてだれのためにやっているんだろうという疑問が広がってしまう。その疑問は全体の士気に影響するだろう。

山口はそれが少しこわかった。

看護婦たちの間にも動揺が広がっていた。

入院したときの、ふつうに話していた大内の姿を知っている名和純子は、大内がどんどん変わっていく様子をずっと見つめてきた。すべてが変わってしまった大内のケアをしながら、「人間って、こんなになってしまうのか」と衝撃を受けていた。

体の前面の皮膚はほとんど失われ、口からも腸からも出血している。そうして失われた血液や体液を自分たちはひたすら補充する。もしかしたら「治療」という名のもとに、大内はこういう状態をつづけさせられているのではないか。

名和は「大内さんはいやだろう」と思った。

「そこまでやって治るのならいいけれども、でも多分治らないだろう。そういう状態を長く長くつづけさせていくことは、大内さんにとっては苦痛なんじゃないかと思ったんです」

名和は、その疑問を前川にぶつけたこともあった。「いつまで、こういう治療をつづけるんですか？」と問いかける名和にたいして、前川はあいまいに微笑を返し、答えなかった。

名和は「前川先生も迷っているんだな」と思った。


このころ、花口麻希はよく悪夢をみた。

目の前にあるベッドの上に大内が寝ている。自分はそれを見ている。すると、病院で東海村の臨界事故と同じような事故が起きる。自分も大内と同じようにどんどん皮膚の状態が悪くなっていく。苦しくてたまらない。なのに、大内と同じような症状の患者がどんどん病院に運ばれてくる。運ばれてくる患者のケアをしなくてはいけない。自分も症状に苦しみながら、ケアに追われつづける。そんな夢だった。

大内の皮膚を見ると、二四時間激痛があるに違いないと感じられた。鎮静剤や鎮痛薬を使っていても、痛いのではないかと思った。

大内の症状がよくなるとは思えなくなっていた。よくならないとわかっているのに、痛み止めを使ってまで、つらい治療を大内に強いているのではないか。花口はそう考えると、自分自身もつらかった。

「ひどくなってからは、見ただけでは、これが大内さんだとは絶対わからないという状態でした」

花口は、治療のときにはいつも、大内が妻に語りかけた言葉を必死で思い出していた。

「愛している」という言葉だった。

「奥さんに語りかけていたころの大内さんを思い出しながらでないと、ひどくなった状態で寝ている大内さんを見ても、大内さんと思えなかったんです。思えないのがまたつらいので、一生懸命、笑いながら楽しそうに奥さんに「愛してるよ」と言ったころの大内さんを思い出そうとしたんです。「ああいうふうに一生懸命いろんなことを伝えようとしていた大内さんなんだよ」って思いながら、大内さんに接していたんです」

そう思いながらも、花口は考えずにはいられなかった。

「ここにいる人は何なんだろう。だれなんだろうではなく、何なんだろう。体がある、それもきれいな体ではなくて、ボロボロになった体がある。その体のまわりに機械が付いているだけ。自分たち看護婦は、その体を相手に、次からつぎに、その体を維持するために、乾きそうな角膜を維持するために、はげてきそうな皮膚を覆《おお》うために、そういう処置ばかりをどんどんつづけなければならなかったんです。自分は一体何のためにやっているんだろう。自分は別に角膜を守りたいわけではない。大内さんを守るためにやってるんだ。

そう思わないと耐えられないケアばかりでした。大内さんを思い出しながらでないと、自分のやっていることの意味が見いだせないような、そんな毎日でした」

会議で方針を決定していたのはつねに前川だった。

治療をいつまでつづけるべきか。医療チーム一人ひとりの苦悩を、前川は肌で感じていた。口にこそ出さないが、おそらくどこかで「本当にここまでやっていいのか」という疑問を持っているスタッフがいることもわかっていた。

「疑問はあるかもしれないが、ともかく最後までベストを尽くしてくれ。いまは何も考えずに、大内さんを治すことだけを考えて、治療をつづけていこう」

前川はそう言って、医師や看護婦たちをくり返し説得した。

このころ、前川は夜になると治療の合間をぬって、放射線医学総合研究所の鈴木元と三菱神戸病院の衣笠達也の三人で医局に集まり、話し込んだ。鈴木は東大病院に頻繁に応援に来ており、衣笠にいたっては病院に泊まり込んでいた。二人の被曝治療の専門家は治療方針の相談相手だっただけでなく、比較的年齢が近いこともあって、医局内のさまざまな悩みを打ち明けることのできる数少ない相手だった。

リーダーとしてすきを見せられない、緊張が和らぐことのない毎日のなかで、二人と話している時間は、前川にとって唯一のほっとできる時間になっていた。

衣笠はリーダーの前川が倒れたら大変なことになると考えていた。

「いろいろなプロフェッショナルの先生方をまとめてこられたわけですから、前川先生が倒れられたら大変だというのは、私自身率直にそう思っていました。だから、気分転換ができるように、できるだけサポートしたいと思っていました」

　鈴木も被曝医療の専門家として、この時期がもっともつらかった。

「この先、もっと何か新しい手段で治療するのか、それともどこかで矛をおさめなきゃならないのか、というようなことが問われてきました。しかし、治療をやめるということは、即、見捨てるということにつながるんです。医者は神様ではないんです。だから「こういうことをしたら、間違いなくすぐに状態が悪化するだろう」というような選択は、私自身は決断できませんでした」

　このころになると、鈴木は被曝医療の専門家として以上に、前川の応援団として東大病院に来ていた。

「私たちよりも、救急医療で命のやりとりをなさっていた前川先生の判断がいちばん鋭くなるという局面だったと思います。また、前川先生の覇気がなくなったら、絶対にスタッフに伝わっていきますので、当然、医療の密度というのは、どんどん粗くなるだろうと思うんです。そういうことがないように、私と衣笠先生は、本当に応援団みたいな感じで来ていました」

前川のもう一つの支えとなっていたのは大内の家族だった。前川は毎日、家族に病状を説明しつづけていた。被曝して五〇日が過ぎた大内の状態を、前川は「言葉で語るには軽すぎるとしか言いようがない姿でした」と表現する。

「それでもご家族の方々には真実を受け入れてほしいと思い、毎日きれいごとではない状況を伝えました。ご家族は一度もあきらめの気持ちを見せませんでした。つねに希望を持たれていたと思います」

家族は毎日のように面会に訪れていた。面会時間は午後一時から三時までと午後五時から八時までだった。妻と両親、それに妹夫婦のだれかが必ず来ていた。

柴田直美はそのころのことをよくおぼえている。家族がガウンとマスクを付けて病室に入ってくると、柴田は「あそこの部分がちょっとだけよくなったんですよ」と話しかけた。悪化する一方の病状のなかで、少しでも「よくなった」と言える部分を見つけようと必死だった。

大内は全身をガーゼで覆われ、外から見える体の部分は足の先だけだった。妻は言葉を語れない大内のそばに寄り添って、手をさわったり、包帯から出ている足先をさわったりしていた。ときどき笑いながら語りかけていた。看護婦のだれ一人として大内の前で泣く妻の姿を見たことがなかった。

父親は「久、来たぞ」と語りかけ、泣いた。毎日毎日、名前をやさしくよび、包帯とガーゼで覆われた顔を見つめていた。かたわらには母親が寄り添っていた。

その姿を見ながら、花口は励ましの言葉をかけつづける親の心を思った。自分の子どもが、突然の事故で悲惨な状態になっている。名前をやさしくよびかけながら、それまでのいろいろなことを思い出しているのだろうか。自分が親だったら何と声をかけられるだろうか。

年の暮れが迫っていた。世の中は、新たな千年紀を迎えるムードで盛り上がっていた。

家族は大内に、「二〇〇〇年を迎えようね」と語りかけた。妻も両親も自らを励ますためにそう言っていたのではないかと、看護婦たちは思った。

治療が始まって二カ月がたとうとしていた。

被曝五九日目

大量の出血と体液の浸《し》み出し。そして、くり返される輸血と大量の点滴。大内の心臓は体全体に血液を送り出すために、激しく打ちつづけていた。

尿をきちんと出すために転院当初から投与されていた「塩酸ドーパミン」という薬は、強力な強心剤でもあった。また、放射線による障害で体がはれて毛細血管が圧迫されたり、血管の細胞自体が障害を受けたりしていたことから、血液の流れも悪くなっていた。心拍数は一〇月の初めから一二〇前後で推移していた。

マラソンをしているときと同じくらいの負担が心臓にかかったまま、転院して二カ月が過ぎようとしていた。

一一月二七日土曜日、被曝から五九日目の朝。前川はいつもどおり、回診を始めた。

午前七時一分。大内の病室に近づき、心拍数や血圧など体の状態を常時映しつづけているモニターを見た。

脈が異常に遅い――。

血圧は上が四〇台、下は三〇台。

前川は病室に駆け込んだ。

研修医の山口和将は当直明けで、看護婦たちとともに大内の胸部X線撮影をしていた。

普段は体に電極を付けて二四時間心電図をとっているが、X線撮影のときは電極から延びたコードが写ってしまわないようコードを全部はずしていた。また、空気を送る人工呼吸器の本体も撮影の邪魔になるためはずし、山口が「アンビューバッグ」というラグビーボールのような形のゴム製バッグを手で押しながら、呼吸を助けていた。

撮影が終わって、まず人工呼吸器を付けた。大内は自発呼吸があったため、人工呼吸器は自発呼吸を助ける設定にしていた。しかし、人工呼吸器は動かなかった。大内は呼吸していなかったのだ。

ちょうどそのころ、はずしていた心電図の電極も貼《は》り付けられた。心電図のモニターを見ると心臓が停止していた。

山口は、ただちに人工呼吸器をはずしてアンビューバッグに付け替え、強制的に呼吸の補助を始めた。

そこに前川がものすごい勢いで飛び込んできた。

「ボスミン入れて！」

前川は叫んだ。「ボスミン（エピネフリン）」は強力な強心剤だ。

早朝だったため、集中治療室には前川と山口しか医師がいなかった。前川は「医者を集めろ！」と声をはりあげ、モニターを見てからわずか五八秒後に、自ら心臓マッサージを始めていた。

「心停止！」という大きな叫び声が病室内に響き、つづいて応援を求める声が上がった。

看護婦の花口麻希は、すべての患者の状態をモニターしているセントラルモニターの前にいた。モニターを見ると、大内の心臓の動きを示すグラフがフラットになっていた。夢中で救急カートを出し、蘇生《そせい》措置の準備をした。手がふるえていた。普段、大内の部屋には、感染予防のために手を洗い、うがいをしたうえで、黄色いガウンを着てからでないと入室できない。しかし、このときは、前川も他の医師も、そのまま猛然と走り込んでいった。

東大病院に泊まり込んでいた三菱神戸病院の衣笠達也は、当直室に駆け込んできた看護婦の「心停止です。すぐ来てください！」という声で飛び起きた。どの患者かと思いながら、小走りで集中治療室に入ると、看護婦に案内されたのが大内の部屋だった。すでに前川が心臓マッサージをしながら、スタッフに治療の指示を出していた。衣笠は急いで病室に入っていった。

前川は、そのときは何が起こったのか、まったくわからなかった。「もどってくれ、心臓、もどってくれ」とひたすら念じながら、マッサージをつづけた。

山口も、頭の中が真っ白になっていた。心のどこかで「大内さんはひょっとしたら、これで楽になるのではないだろうか」と考えていた。それでも、患者が亡《な》くなるのはいやだった。心拍が再開してほしいと念じながら、前川と交代で心臓マッサージをつづけた。

花口は強心剤を次々と準備していった。それまでケアをつづけていたときは、「大内さん、毎日つらいだろうな。こういうのがつづいても、大内さんのためじゃないかもしれないな」と思っていた。しかし、心臓が止まってしまったら、大内がこれまでがんばってきたことも全部終わってしまう。

「ここで終わっちゃいけない。ここで終わっちゃいけない。どうにかもう一回、心臓、動いてほしい」

午前七時一〇分、大内の心臓はいったん動き始めた。

七時二五分、再び停止。ボスミンを注射し、心肺蘇生措置を再開した。

七時三四分、心拍再開。

七時五〇分、また心電図がフラットになり、心臓が停止したことが確認されたため、心肺蘇生措置をつづけた。塩酸ドーパミン、メイロン、マグネゾールといった治療薬を次々と投与した。

八時一四分、心拍再開。脈拍一六四、血圧一二五と八六。

停止と再開を三度くり返した大内の心臓は、心臓マッサージや強心剤の投与など

A/P: no remarkable change

#9. Nutrition / Glucose tolerance

arrest時IVHを10%glucoseに変更。BS100まで低下したため、HuRも中止した。

<Cardiopulmonary arrest>

11/27/1999

7:05　胸腹部X-ray撮影後、Jackson-Reesから呼吸器に戻した。
PSVで呼吸停止を確認。心電図モニターを戻し、bradycardia. 脈拍60.

7:06　再びJackson-Reesに戻す。

7:08　心電図上VTとなり、血圧も低下,モニター上50以下に下がり、心臓マッサージ開始。ボスミン3A x 2　I.V.

7:10　心拍再開。その後血圧は一時的に収縮期で200程度、脈拍は160台で経過。DOA一時off.

7:25　再びVTにより、心拍停止。CPR開始。ボスミン3A　I.V.

7:30　ボスミン3A　I.V.　VT

7:34　DC 300J x 1　→　心拍再開。脈拍135。収縮期で140程度。

7:35　VF.　CPR再開。ボスミン3A　I.V.

7:40　ボスミン3A、硫アト1A.　I.V.

7:47　VT　→　DC　300J, ボスミン　3A, キシロカイン　60mg+40mg I.V.

7:50　DC 360J　→　自己心拍再開するも、直後に心電図上flat。CPR継続。DOA 12.5γ再開。

7:55　プロタノール*　0.4mg　I.V.i.v.

8:00　メイロン　250ml I.V.

8:05　カルチコール*　2A

8:08　DC 360J 、キシロカイン 50mg I.V.

8:10　DC 360J　、マグネゾール1A　I.V.

8:13　キシロカイン　6ml/h　持続開始。

8:14　心拍再開。NA 0.3γ、脈拍164, 血圧125/86

カルテより（1999年11月27日付）

＊で印を付けた治療薬は、アメリカ心臓協会による心肺蘇生に関わる『ガイドライン2000』では、適用はない

分刻みの処置をおこなった結果、再び自らの力で鼓動を始めた。

心臓の鼓動がもどった瞬間、花口は「ああ、大内さんがもどってくれた」と思った。あの状態から再び心臓が動きだすとは、信じられない気持ちだった。「こんな状態でも動きだすなんて、これは大内さんの意志で動きだしたんじゃないか」と感じた。

「大内さんもがんばってるんだ。大内さんも、もどってきたかったんだ」

花口は、それまで大内の気持ちを勝手に推測してあきらめかけていた自分が恥ずかしかった。「大内さんのがんばりに負けちゃいけない」と思った。

山口は複雑な思いだった。

心拍が再開し、大内の命が長く保たれたとしても、それは本人の苦痛の時間を長くするだけなのではないかと感じていた。

衣笠は「患者さんにもわれわれにも、またチャンスが与えられた」と思った。しかし、前川は落胆しているように見えた。こんなに落ち込んでいる前川を見るのは初めてだった。

前川には、経験上、何らかの障害が起こるに違いないという確信があった。

自発呼吸が再開したのは午前八時四〇分。

心臓が停止していた時間は合計で四九分、自発呼吸が停止していた時間は一時間三五分だった。

心臓が停止した理由ははっきりとわからなかったが、肺に水がたまり、血液に酸素が十分行きわたっていなかったことと、神経のバランスが崩れて血圧が低下したことが、心臓に影響を与えたのではないかとみられた。いずれにしろ、心臓の拍動と自発呼吸が長時間にわたって停止したことによって、脳に血液が行かない状態がつづいたことは事実だった。

カルテには「心停止時間四九分と長期ではあるが、心停止中も心臓マッサージを持続的に行なっていたため、脳血流が完全に途絶した時間はないだろうと考えられる」とあるが、脳のほかにも、肝臓や腎臓《じんぞう》など全身の臓器が深刻な影響を受けたのではないかと懸念《けねん》された。

心停止の直後から、尿を出す作用のある薬を投与しても尿がまったく出なくなった。

「腎機能はほぼ廃絶したと考えて、ＣＨＤＦ導入」と、この日のカルテに記されている。CHDFは「持続的血液濾過《ろか》透析装置」のことだ。大内は血液中の老廃物を濾《こ》し取る人工透析を二四時間おこなわなければならなくなったのだ。

肝機能検査の代表的な指標となっているGOTという酵素は、それまで三五と、ほぼ正常な値だったが、心停止の翌日には三三一〇と一〇〇倍にはね上がった。同じく重要な指標のGPTという酵素も、やはり正常の二〇から一〇六六と五〇倍に増えた。これらの酵素は肝臓の障害に敏感に反応して増える。また、肝臓で作られ、出血を止めるために必要な血液凝固因子が極端に減っていることも、検査の結果わかった。

この日のカルテには「肝血流の低下から、肝不全に陥ったと考えている」と記録されている。

前川は虚脱感に襲われていた。

「ここまでがんばってきたのに。病室で、心電図もあって、血圧もモニターしていたのに、なぜ心停止を防げなかったのだろう」

しかし、家族はつねに、大内自身の生命力を信じていた。前川の説明にたいして

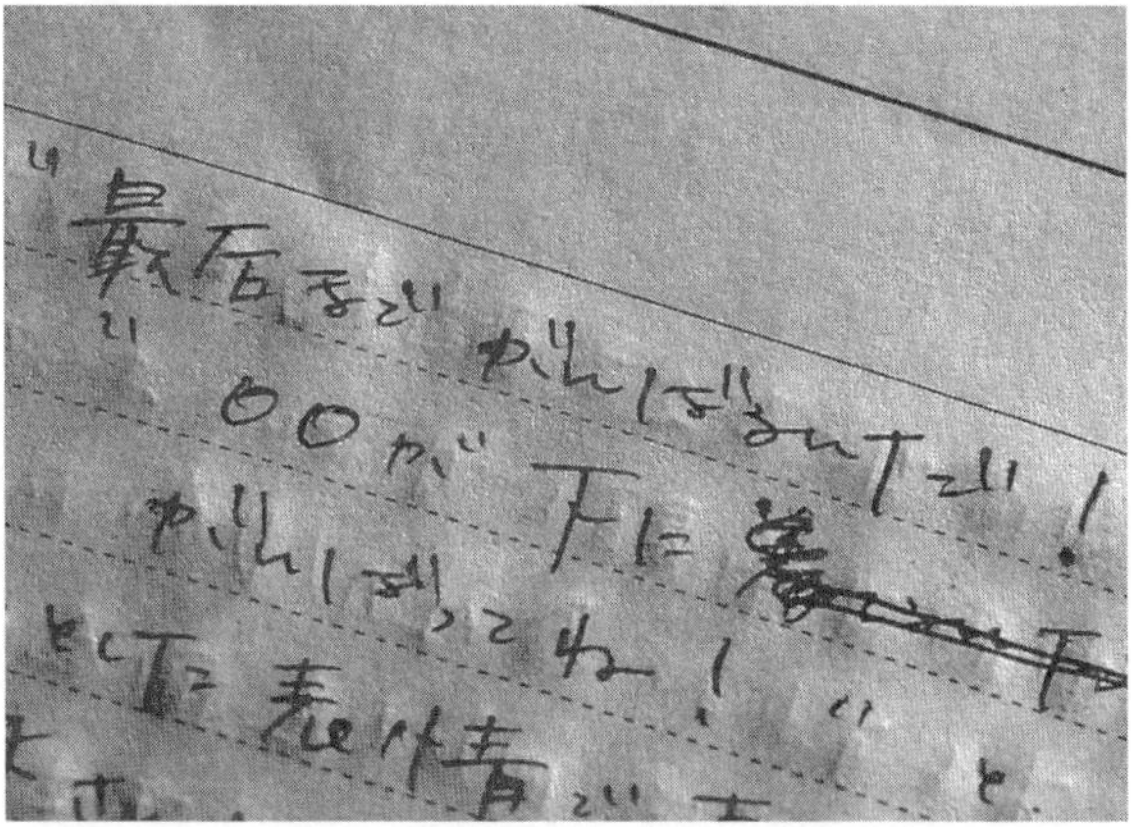

看護記録より（1999年12月18日付）

も、こう答えた。

「心臓が止まっても、またもどったではないか。きっと治るはずだ」

決してあきらめない気持ち、あきらめたくない気持ちがひしひしと伝わってきた。

前川は医師である自分のほうが、家族に支えられているような気がしていた。


声は奪われても、顔の表情や体全体で気持ちを伝えてきた大内は、心停止を境に、家族のよびかけにも応《こた》えなくなった。もはや機械と薬に支えられて生きていた。

面会に訪れた家族の言葉が、看護記録に残されている。

母は息子によびかけた。

「久、がんばってね」

父は耳元で語りかけた。

「最后《さいご》までがんばるんだ！」

終わらない闘い——被曝六三日目

「E1VTM1」

心停止後のカルテには意識レベルがこう記されるようになった。

人工呼吸器（Tube）を付けているため、V（発語）が不可能なことは以前と同じだが、E（開眼）もM（運動機能）もレベルのなかでもっとも低い1となっている。目を開かず、体もまったく動かない状態になっていた。

心停止直後にとられた脳波は、カルテでは「フラットではないと言いきれる」とされていたが、刺激にたいする反応はなくなった。脳に水分がたまる「蘇生後脳症《そせいごのうしょう》」という症状が心配された。水分がたまると、頭蓋骨《とうがいこつ》の中の圧力が高くなって脳に血液が流れなくなる恐れがある。このため、医療チームでは大内が蘇生した直後から、「マンニトール」という脳の水分を減少させる薬の投与を開始した。

看護婦たちは心停止の後、反応を返すことができなくなってからも、大内と対話をつづけていた。

名和純子は、眉間《みけん》のかすかな動きから「痛いよ」という言葉を聞き取ろうとしていた。心電図のモニターに現れる微妙な脈の変化から「苦しい」という声を感じ取ろうとしていた。そのたびに「大内さんが痛がっている。できたらやめてほしい。それでも必要ならば、痛くないようにやってほしい」と思った。

名和は大内の処置をするときは、いつも声をかけつづけていた。

「大内さん、看護婦代わりますよ」

「いまから点滴ですよ」

「目、洗いますね」

大内が反応を示すことはなかったが、「大内さんには、いつも聞こえている。どんなときでも聞こえている。どんな状態でも、きっと聞こえている」と信じていた。

名和は言う。

「心臓が止まったことで余計に、がんばれとは思わなくなったんです。ずっとずっとがんばれ、がんばれと言われてきた大内さんだから、休みたいときもあるんだ、大内さんは一瞬、休んだんだと思っていました」

大内に話しかけるときも「がんばって」という言葉を使わなくなった。

「きょう晴れてるよ」

「きょうは、すごく寒いんだよ」

集中治療室の閉鎖された空間では、外の景色を見ることはできなかった。ましてや外の空気にもふれられない。

自分自身が外にいて季節の移り変わりを感じるように、「ああ、寒くなってきたな」とか、「ああ、冬になるんだな」「春になるんだな」と感じる喜びを伝えたかった。いつも病室に響いている医療機器のアラームの音や「処置しますよ」という声だけでは、あまりに気の毒だと思った。景色を見られなくても感じてほしい、そういう気持ちだった。

大内に声をかけながら、名和は「自分の大切な人が同じような状態になったら、どうするだろうか」と考えていた。

「治るのなら、がんばろうって思うかもしれない。でも治らないんだったら、苦しい思いをずっとつづけさせていくことができるだろうか。いや、それでも、どんな状態であっても生きてて欲しいとも思う」

答えは出なかった。

心臓が停止したことにともなって肝不全に陥った大内には、肝臓で作られる血液の凝固因子を補充する必要があった。凝固因子は出血を止める働きのあるタンパク質で、血液のなかでも血漿《けっしょう》という液体成分の中に含まれる。

カルテには「FFP　75ｕ」と記されている。FFPはフレッシュ・フローズン・プラズマ、つまり新鮮凍結血漿のことだ。人工的に作ることはできず、献血された血液から作られる。ｕはユニット、単位という意味だ。一単位は八〇ミリリットルから九〇ミリリットル。一般には新鮮凍結血漿が八単位以上使われることはめったにない。

しかし、大内の場合、凝固因子が足りないだけでなく、皮膚から浸《し》み出す体液や下血など、一日一〇リットル前後の水分が体の外に漏れ出していた。この水分を補うためにも新鮮凍結血漿の大量輸血が必要になっていたのだ。

研修医の山口和将は、大内に大量の輸血をおこないながら、医師として自分がどうあるべきなのか、そのあり方をより深く考えるようになった。大内は、もはやなんの反応もしなくなった。山口には、治療行為そのものが、これまでより一層つらい処置に感じられるようになっていた。

だれかに喜んでほしいという思いで医師を志したはずだったが、いまの仕事をしていて一体だれが喜んでくれるのだろう？

しかし、仕事から逃げることはできなかった。

顔の包帯を交換したときに家族からかけられる、「ずいぶんきれいにしていただいて」というひと言に、医師としての喜びのすべてを見いだそうとしていた。

前川は、この時点でも治療の中止を考えなかった。いや、考えることを避けていた。もし自分が治療することに迷いを持ったら、医療チームのスタッフに与える影響は大きいだろう。卑怯《ひきょう》だとわかっていたが、治療をやめるかどうか考えることで、さらに問題が大きくなることを避けたかった。

苦しい日々がつづいていたとき治療をつづける原動力となったのは、やはり大内の家族だった。最後の最後まで失われない家族の希望が、前川をかろうじて支えていた。

前川は、大内の治療を始めてから、文部省や厚生省での会議など他の仕事を一切キャンセルしていた。このころは研究室や図書室の隅に布団《ふとん》を敷いて、病院に寝泊まりすることが多くなっていた。

毎朝の回診では「大内さん、おはようございます」と声をかけた。治療方針の決定だけでなく、包帯の交換から皮膚の消毒、それに点滴や注射まで、すべてを先頭に立っておこなった。毎日、集められる膨大な大内の病状のデータを細かく分析して、どんな小さな変化でも見逃すまいとしていた。医師として病状を把握するためだけではなく、医療チームのリーダーとして「今日はこういういいサインがあったよ」と医師や看護婦たちに伝えるためだった。

大内は血圧が維持できなくなってきていた。血圧を維持するため、これまで投与してきた塩酸ドーパミンという昇圧剤に加えて、「塩酸ドブタミン」や「ノルエピネフリン」という薬が使われるようになった。血圧は上が一三〇から一五〇程度、下が五〇から七〇程度、また脈拍は一二〇程度で安定するようになった。しかし、昇圧剤を減らすとすぐに血圧や脈拍が下がり、薬を増量しなければならなかった。

いわゆる「昇圧剤に依存した状態」になっていた。

薬の投与は肝臓に負担をかける。肝不全の状態がつづいているだけに、前川は薬の量を減らしたかったが、この状態では不可能だった。

被曝から六三日目の一二月一日。大内の血液の中で新たな事態が起きていることが判明した。

赤血球を輸血しても増え方が思わしくなくなっていた。また白血球の数も徐々に少なくなっていたことから、この日、医療チームでは検査のために骨髄液を採取した。

無菌治療部の平井久丸がのぞいた顕微鏡の視野のなかで、赤血球や白血球にアメーバのような形をした細胞が襲いかかっていた。マクロファージとよばれる細胞だった。

マクロファージは、本来、体に侵入した細菌やウイルスなどを攻撃する免疫《めんえき》細胞だ。アメーバのように変形しながら、細菌やウイルスを中に取り込んで消化することから「貪食《どんしょく》細胞」とよばれている。古くなっていらなくなった赤血球なども取り込んで処理するが、このマクロファージが異常をきたし、正常な赤血球や白血球

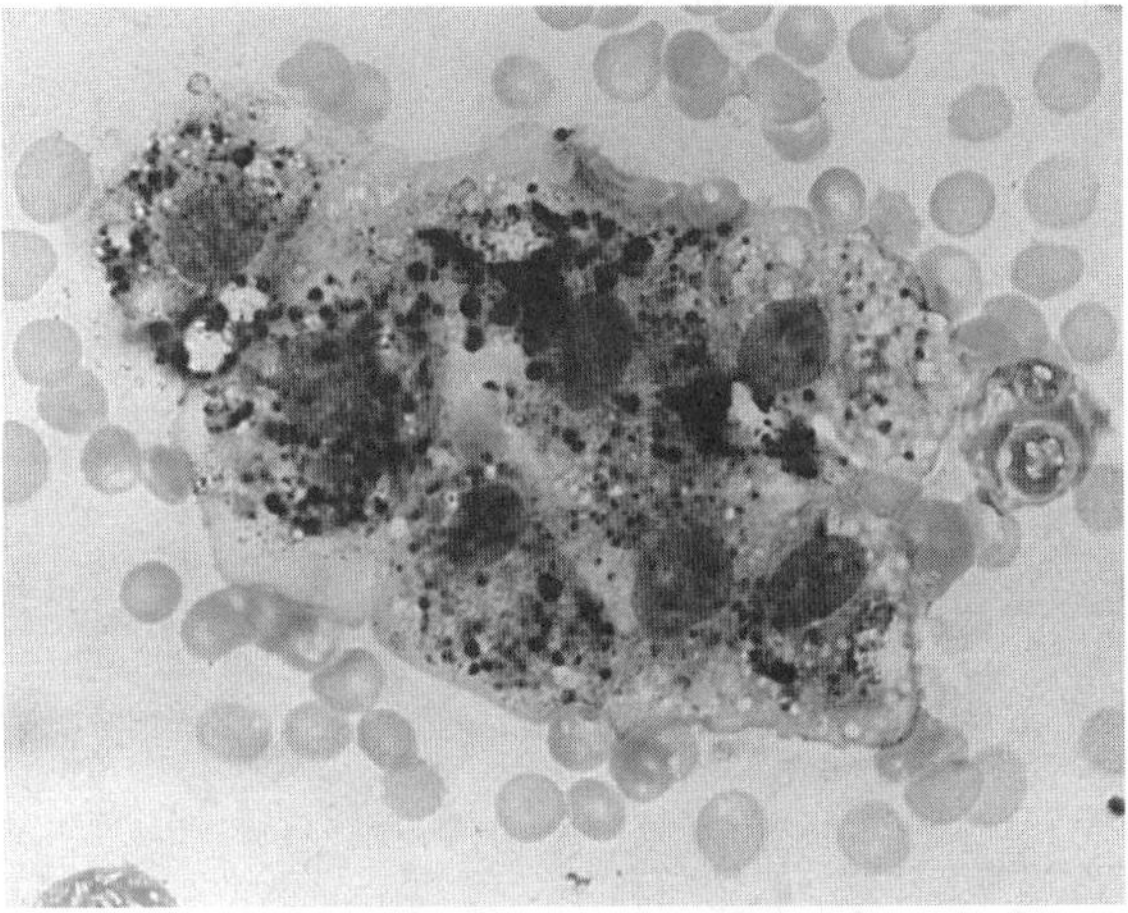

マクロファージ。血球貪食症候群により、正常な赤血球、白血球を攻撃している

を、まさに「食べて」いたのだ。「血球貪食症候群」とよばれる症状だった。

　血球貪食症候群はEBウイルスなど、ある種のウイルス感染によって引き起こされることが知られている。しかし大内の場合、ウイルスを感染のごく初期に発見するリアルタイムPCRの検査を毎日おこなって、感染がないことを確認している。

　肝機能が落ちたことで、肝臓で代謝される脂質を処理しきれなくなり、代わりに処理しようとマクロファージが異常に増殖したのかもしれなかった。そうして異常に増えたマクロファージが正常な細胞まで攻撃しているのかもしれない。原因は、結局わからなかった。

　前川たちの医療チームは真菌（カビ）の感染を予防するために投与していた抗真菌剤「アンビゾーム」を他の薬に代えることにした。アンビゾームは脂質に包まれている。症状に悪影響を与えることが少しでも心配される薬は他の薬に代えたのだ。

　二日後、医療チームは「血漿交換」をおこなった。血液の液体部分である血漿をすべて、健康な他人のものと交換して、血漿に含まれる有害物質を取り除く治療だ。大内の症状はウイルスが原因なのか、脂質が原因なのかはわからなかったが、いずれにしろ血漿に関わりのある可能性が高かった。

大内の静脈から血液を抜き取って分離装置にかけ、血液細胞と血漿とを分ける。分離された血液細胞に新鮮凍結血漿（ＦＦＰ）を加えて、体にもどす。古い血漿は廃棄する。

血漿交換は被曝から六五日目の一二月三日から六日までおこなわれた。

七日午後三時頃、それまで一二〇から一四〇あった血圧が急激に下がって、一〇〇を切った。医学用語で、体に十分な血液が行きわたらない「ショック」の状態になった。心停止以来、初めてのショックだった。強力な強心剤のボスミン（エピネフリン）を投与した結果、大内は回復した。

血圧の変動の仕方などの病状から、細菌に感染したことが原因として考えられた。医療チームは、これまで投与してきた抗生物質より強力な「バンコマイシン」の投与を始めたが、体に大きな負担を与える血漿交換をつづけることは断念しなければならなかった。大内にはマクロファージの貪食作用を抑える働きのある免疫抑制剤の一種、ステロイドの投与もつづけられていた。

しかし、いずれの治療も効果が見られず、心停止直後に一立方ミリメートル当たり一万前後あった白血球の数はどんどん減っていった。五日には五〇〇〇を切り、八日には一〇〇〇となった。この後、大内の白血球は一〇〇〇前後で推移し、回復することはなかった。

妹から提供された造血幹細胞から作られ、大内の体の中で増えていた白血球は、異常をきたした自らの免疫細胞・マクロファージによって次々と攻撃され、力尽きていったのだ。

大内の意識の状態はさらに悪化していた。

脳の検査に瞳孔《どうこう》の対光反射を調べるものがある。瞳《ひとみ》にライトで光を当て、瞳孔が反射して小さくなるかどうかを見る。呼吸や血液の循環など生命維持に直結する機能をつかさどる脳幹という部分がダメージを受けていると、瞳孔は光に反応しなくなる。医療チームでは大内の心臓が一時停止した一一月二七日以降、脳のダメージを見るためにこの検査を始めた。

研修医の山口は、心停止の後、大内の対光反射はほとんど確認できないと診断していた。しかし、前川は微妙な変化をとらえて対光反射があると結論づけた。山口は医療チームの士気を落とさないためなのだろうと考えた。

この対光反射も一二月三日のカルテからは「不明」とされた。

人工呼吸器もこれまでの自発呼吸を助ける設定から、自発呼吸がなくても強制的に呼吸させる設定に切り替えられた。自発呼吸がある場合には人工呼吸器がそれを検知して、呼吸に合わせて空気を送り込む。しかし、人工呼吸器は大内の自発呼吸を検知できなくなっていたのだ。

前川たち医療チームは転院以来、大内の状態と今後の治療方針について、報道を通じて社会にオープンにしてきた。このころ発表された毎日の治療方針は、血液透析の継続のほかは「引き続き、人工呼吸管理、感染症対策、栄養管理、輸液管理等のきめ細かな全身管理を行います」とだけ書かれていることが多くなっていた。治療をしても効果がない。体から失われていく水分を補い、障害のある臓器を機械や薬で何とか動かしているだけ。どこか一カ所でも悪化すれば命取りになる状態だった。

これまで大内は自分たちの治療に精一杯こたえてくれた。しかし、血圧を上げる昇圧剤の量と種類が増えつづけるなか、前川は「もはやこれまでか」と思った。

もう、打つ手がない。

前にも進めない、後ろにも下がれない。

敗北感や挫折感《ざせつかん》とともに、前川は決意を固めた。

被曝八一日目の一二月一九日、午後一一時半頃。前川は集中治療室の隣にある医局に大内の家族全員をよんだ。

夜の医局には、大内に異常が起きていないことを定期的に知らせるアラームの音が時折響いていた。窓際《まどぎわ》には、心電図や血圧、それに脈拍など、東大病院に転院してからの大内のデータすべてを蓄積したコンピュータが用意されていた。そのモニターは刺すような光を放っていた。

前川には、家族は最後の最後になっても希望を捨てないだろうということが、痛いほどわかっていた。だからこそ、現実を直視してもらいたいと思った。

モニターの前に並べられた椅子《いす》に、妻と両親、妹夫婦、叔父が腰かけた。

前川はモニターを見せながら、時間をかけて説明した。

ここ一週間、血圧が激しく乱高下していること。血圧を維持するための昇圧剤の量が限界近くにまで増え、これ以上使っても効果がないと思われること。いろいろな薬を使うと、体のすみずみへの血液循環が悪くなり、すでに指先などの皮膚の色が悪くなってきていること。

そして最後にこう語りかけた。

「今度心臓が止まっても、もう蘇生《そせい》措置はしないほうがいいと思います」

「わかりました」と家族は言った。そのとき、家族は初めて前川に落胆の表情を見せた。

「質問はありますか？」という前川の問いに、返事はなかった。

家族は、部屋をあとにした。一時間近くがたっていた。

カルテには「ムンテラにてDNR決定」と記された。

ムンテラは家族などへの説明。DNRは「Do Not Resuscitate」。つまり、心臓が止まったとしても心臓マッサージや人工呼吸などの蘇生措置をしないことを意味していた。

その翌日。午後五時半。妻と父親、妹が面会に訪れた。

妻は再び大内に語りかけた。

「二〇〇〇年を迎えてほしい」

家族が待機室で折りつづけていた鶴《つる》は一万羽に達しようとしていた。

一九九九年一二月二一日——被曝八三日目

被曝から八三日目の一二月二一日。

大内の血圧を上げるため投与されていた昇圧剤はこの日、四種類に増えていた。塩酸ドーパミン一二・五γ《ガンマ》、塩酸ドブタミン同じく一二・五γ、ノルエピネフリン二・二γ。そしてこの前日から、心停止やその危険があるときに注射されることの多いエピネフリン（ボスミン）も〇・五γ投与されていた。γという単位は体重一キロあたり一分間に何マイクログラム投与されているかを示している。いずれの薬も点滴で入れられていた。

投与されていた薬のうちノルエピネフリンは、心停止直後の二〇倍以上の量に達していた。

カルテには「ご家族との話し合いの結果、カテコラミンはこれ以上増量しないことした」と書かれている。カテコラミンというのはこれら四種類の昇圧剤のことだ。末梢《まっしょう》の血管の抵抗を強めることによって、血圧を上げる作用がある。逆に言えば、体の中心部に血液を集めるために、体の末端には血液が行きわたらなくなる。

血液の流れが悪くなったことで、抗生物質や抗真菌剤が全身に行きわたらなくなった。大内の体の表面には浸《し》み出してくる体液を栄養分にして「アスペルギルス」というカビの一種がはえてきた。銀白色のアスペルギルスは体から腕、そして足の付け根の部分に広がっていった。

名和純子はこの日の看護記録に、午後三時に家族が面会した際の様子を記している。

「「あーあ、お父さん、かわいそうに。がんばるのよ」言いながら、妻、涙ぐんでいる。また、顔をしっかり見たいとも言っている」

顔の皮膚がはがれてガーゼで包まれるようになって以来、家族はガーゼをはずして面会したことはなかった。しかし、大内の容態がきわめて厳しい状態になっていたことから、この日、ガーゼをはずして面会することになった。

看護婦同士で、工夫して少しでもきれいに見せてあげなければと話し合った結果、ガーゼをはずし、ふつうのガーゼより薄いトレックスガーゼで覆《おお》うことにした。見かけを少しでもよくして会ってほしかったのだ。

看護記録にはこう記されている。

「トレックスガーゼをはり、その上から顔を見せると、妻、妹、父、母とも泣いている。泣きながらも「ずっとガーゼでおおわれていたし、どんな顔になっているか気になっていた。話を聞いただけではどんな顔になっているのか気になっていた。もっと黒くなっているかと思っていた。顔見せてもらってよかった」「あまり泣く人もいなかったから、近くで泣いていると心配するからね」と涙をふいている。

（大内さんは心配性らしい）」

名和は、妻が泣くのを、そのとき初めて見た。

「治療をずっとつづけてきて、悪い状態になっているという話は前川先生からも聞いていたと思うんです。でも、顔はずっと見てなかったはずでした。私が「外に出ましょうか？」とたずねると、奥さんは「いてください」と答えました。そのとき、奥さんは、崩れそうに見えました。泣いているのも多分、我慢しながら泣いているんだろうなと感じました。

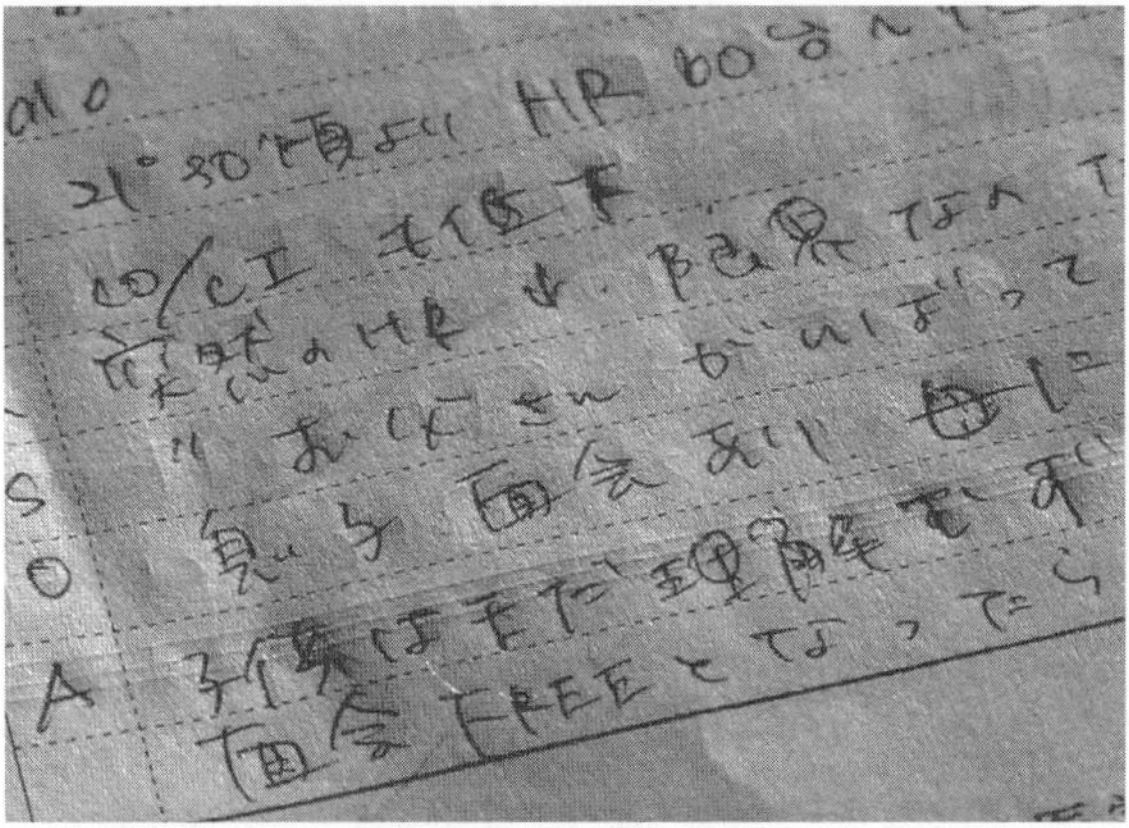

看護記録より（1999年12月20日付）

我慢しないで……と思って、ハンカチを探したんですが、たまたまなかったので、近くにあったガーゼのようなものを渡したんです。

奥さんは、「ああ、ありがとうございます」と答えてくれました」


その日の夜、医療チームの医師たちは全員待機の態勢をとった。

午後九時三五分、一分間に一〇〇以上あった心拍数が突然六〇台に低下した。血圧も一一〇台から九〇台に落ち、その状態がつづいていた。

このころ、大内の家族が息子を大内に会わせるべきかどうか、応接室で話し合っているのを医療スタッフの一人が見ている。看護記録には午後一〇時に「息子面会あり。母に言われ、声かけている。「お父さん、がんばって」」とある。これが最後の面会となった。

午後一〇時半、看護婦の柴田直美は大内の容態がいつ急変してもおかしくないという申し送りを受けて、深夜勤務についた。

勤務が始まってしばらくして、他の看護婦たちとナースステーションのカウンターにいたとき、ふと大内のモニターを見ると、心拍数を示す線がまっすぐに伸びていた。ハッとした。

医師たちが、ただちに病室に入った。

強心剤のボスミンのアンプルを三本使った。まったく効かなかった。

上が九〇、下が四〇あった血圧が突然、すとんと落ちた。

あっという間だった。

通常は、少しずつ血圧が下がり、心拍数も徐々に下がって亡《な》くなることが多い。

医療チームでは大内の心拍数が六〇を切ったら家族をよんで、病室に入ってもらおうと決めていた。

急遽《きゆうきよ》、家族のいる待合室に連絡を入れたが、間に合わなかった。

柴田は呆然《ぼうぜん》としていた。「ああ、ご家族は間に合わなかった」と思った。

一九九九年一二月二一日午後一一時二一分。

大内久、死亡。享年《きようねん》三五だった。

前川は全身から力が抜ける気がした。

八三日間、あまりに急激な変化だった。

放射線障害の圧倒的な広がりと強さに、医師として虚無感すら感じていた。

「勝てぬ戦に挑んだドン・キホーテの闘いだったのだろうか」と思った。

柴田が大内の最後の清拭《せいしき》をおこなった。「ご苦労さま」と声をかけた。

「いままでがんばってきて、やっと休めますね。痛いこととか、つらいこととか、いっぱいあったけど、もうがんばらなくていいですね、よかったですね」と心のなかで話しかけていた。

矛盾していることはよくわかっていた。生きてもらうために治療をしているのだが、治療はとてもつらいことが多い。そのつらい処置で本当に助かればいい。しかし、大内はそうならなかった。助からないことは目に見えていたのだ。

本当に「ご苦労さま」という言葉以外に何も浮かばなかった。

「大内さんが亡くなった」という実感を一番強く感じたのは、体をきれいに清めて、最後に点滴の針を抜いたときのことだった。

医療器具が何もない状態になった姿を見たとき、涙があふれた。哀《かな》しくてしかたなかった。涙が出てしようがなかった。

しかし、それは「死んでしまってかわいそう」という気持ちではなかった。大内がいままでがんばってきたことが、すべて、体に現れているような気がした。

「がんばったね」

そう思って涙が出た。

と、同時に、大内と最初に出会ったときのことを思い出していた。ふつうにおしゃべりをしていたときの姿が浮かんだ。つらい思いをして、入院してきたときとまったく違う姿になって、結局亡くなってしまった。

柴田は言う。

「見た目は変わり果てているけれど、がんばってきた大内さんのすべてが、そこにあると思ったんです。体はそこにある。いっぱい処置を受けてきて、痛い思いもして、亡くなったけど、いままでやってきたことが全部そこにある。ご遺体は、大内さんががんばってきた、その結晶だと思ったんです。本当はがんばらせられたのかもしれないけど。それを思うと悲しかった。それほどつらいご遺体だったんです」

妻は息子と一緒に病室に入った。そして、息子に抱きついて泣いた。泣き顔も見せず、ずっと気丈にがんばっているると看護婦のだれもが感じていた姿は、そこにはなかった。

もう何も我慢することはなかった。

名和純子は、茨城県取手市の実家に帰っていた。大内が死亡したと両親から聞いた。

その瞬間、名和は「もうがんばらなくていいんだよ」と思い、ほっとした。

「驚きはありませんでした。ただ、もうああいう治療を大内さんにつづける必要がなくなるんだなって、だから楽になるだろうなって思いました。自分でも変な気持ちだと思ったんですが、ほっとしました」

花口麻希は、準夜勤を終えて、家にいた。

「今日かもしれないとは感じていました。ニュースで聞いて、ああ、大内さんお亡くなりになったんだな、と思いました。悲しみとかではなくて、ああ、大内さんはこんなにすごくがんばったけど、今日で大内さんの闘いも終わったんだ、いままでのことも全部終わったんだなと思って、力が抜けました。

重くのしかかっていたものがふとなくなって、力が抜けてしまったような、そんな感じでした」

細川美香も、自宅でテレビのニュースを見て大内の死を知った。

「涙が出ました。でも、すぐに大内さん、お疲れさまと思いました。無念だったろうなとか、いろいろ心残りがあっただろうなと思うより先に、まず、お疲れさまでした、と思ったんです。

入院してきたときから亡くなるまで、たぶん肉体的にも精神的にも、ものすごく苦痛だったし、ゆとりも全然なかっただろうけど、三カ月間ずっと、そういう状態を過ごしてきたことにたいして、お疲れさまと言いたかった。一時も、心の休まるときがなかったと思ったから」

研修医の山口和将は、この一週間ほど前に、東京都小平市にある病院の救命救急センターに異動していた。大内が死亡したことは、病院のテレビを見て知った。

山口は大内の最期《さいご》に、自分も立ち会いたかったと思った。

「三カ月間、昼も夜も患者さんのそばにいて、その運命にここまで関わることは、これからもおそらくないだろうと思えたからなんです。

救急医療に携わっていると、余命があまりないと診断された患者さんをどこまで治療すべきなのか、患者さんの運命にどこまで関わることが許されるのかという問題に、つねに直面しています。ぼくは大内さんの治療に三カ月関わりました。でもいまも、はっきりした考えはまとまらないんです」

大内の死を、直後にテレビのテロップで知り、駆けつけた医師がいた。筑波大学法医学教室教授の三澤章吾《みさわしょうご》だった。愛嬌《あいきょう》のある丸顔に真っ白な髭《ひげ》をはやし、やさしい目をした三澤は、東京医科歯科大学を卒業後、法医学の道を歩んできた。

茨城県内で起きた事件は通常、筑波大学法医学教室が司法解剖を担当する。三澤は、この日は帰省して東京都内の自宅にいたため、すぐにタクシーに飛び乗って東大病院に向かった。

日付の変わった翌二二日午前一時頃、東大病院に到着した。寒い夜だった。テレビ局の中継車が集まり、病院は強いライトで照らされていた。三澤は白い息を吐きながら、報道陣の集まるなかをそっと通りぬけ、東大医学部二号館の一階にある病理解剖室に向かった。

病死以外の遺体には検察・警察による状況捜査である「検視」と、医師による死亡原因の判断である「検案（検死）」がおこなわれる。

午前二時過ぎ、集中治療室で水戸地方検察庁の検事と茨城県警察本部の刑事調査官などによる検視がおこなわれた。この後、東京都監察医務院の監察医による検案がおこなわれ、国内で初めての臨界事故による犠牲者にたいし、検察官の指揮下で司法解剖をおこなうことが正式に決まった。

大内の遺体はストレッチャーに乗せられて、三澤の待つ病理解剖室に運ばれた。解剖室には三澤と、共同鑑定人の東京大学病理学教室教授石川隆俊《いしかわたかとし》、検察・警察の係官に加えて、前川たち医療チームのメンバーなど三〇人以上が集まった。

三澤はこれまで三〇〇〇体余りの遺体を解剖してきたが、大内の遺体を見たときは驚きを隠すことができなかった。

正面から一見すると真っ赤に火傷《やけど》したような状態だった。しかし、全身が真っ黒になった焼死体とは違っていた。放射線が当たったと思われる体の前面だけがひどい火傷のような状態になって、皮膚の表面が全部失われ、血がにじんでいた。背面はあくまでも白く、正常な皮膚のように見えた。放射線が当たったところと、そうでないところの境界がくっきりと分かれていたのだ。このような遺体を見たのは初めてだった。

午前四時三分、三澤は「解剖を始めます」といういつもの言葉で、大内の遺体の解剖を開始した。

体の正中、真ん中の部分に三澤のメスが入った。

いままでに見たことのない臓器の変化が眼前に現れた。

腸はふくらんで大蛇がのたうちまわっているように見えた。胃には二〇四〇グラム、腸には二六八〇グラムの血液がたまっていた。胃腸が動いていないことは明らかだった。

また、体の粘膜という粘膜が失われていた。腸などの消化管粘膜のみならず、気管の粘膜もなくなっていた。

骨髄にあるはずの造血幹細胞もほとんど見あたらなかった。細胞の分裂がさかんなところは放射線にたいする感受性が高い、つまり障害を受けやすいことが知られている。粘膜や骨髄などこうした組織は、すべて大きく障害を受けていた。

三澤のもっとも驚いたのが、筋肉の細胞だった。通常は放射線の影響をもっとも受けにくいとされている細胞である。しかし、大内の筋肉の細胞は繊維がほとんど失われ、細胞膜しか残っていなかった。

そのなかで一つだけ、筋肉細胞が鮮やかに赤く、きれいに残っていた臓器があった。

心臓だった。

心臓の筋肉だけは、放射線に破壊されていなかった。

三澤は後にこのことを振り返って、こう語った。

「どうして心臓だけが、しっかりとした筋肉を保ちつづけ、他の筋肉細胞は破壊されたのか、文献を調べても臨床医たちと議論しても、その理由はわからなかったんです。放射線の影響なのか、それとも被曝治療に使われた薬剤の影響なのか。結論はいまだに出ていません。

ただ、私には、大内さんが自己主張をしているような気がしました。

大内さんにかぎったことでなく、亡くなった方はいつも、自分の意思に反して解剖されます。だれも解剖されることはおろか、亡くなることさえ望んでいなかった、予想もしていなかったはずなんです。それを、いわば国家権力によって解剖するのが、自分の仕事である司法解剖だと私は常々思っています。

だからこそ、ご遺体が何を言いたいのか、その声を聞き取らなければならない。それは自分たち解剖医にしかできないことなんです。集中力をもって観察し、記録することで、その人の声に必死で耳を傾けるのが私たちの仕事だと思っています。大内さんの痛々しい臓器の状態から、ああ、大内さんは一生懸命生きてきたんだな、本当にがんばってきたんだな、と感じました。

そのなかで、一つ鮮やかに残っていた心臓からは「生きつづけたい」という大内さんのメッセージを聞いた気がしました。心臓は、大内さんの「生きたい」という意志のおかげで、放射線による変化を受けずに動きつづけてこられたのではないかという気さえしました。

もう一つ、大内さんが訴えていたような気がしたことがあります。

それは放射線が目に見えない、匂《にお》いもない、普段、多くの人が危険だとは実感していないということです。そういうもののために、自分はこんなになっちゃったよ、なんでこんなに変わらなければならないの、若いのになぜ死んでいかなければならないの、みんなに考えてほしいよ。

心臓を見ながら、大内さんがそう訴えているとしか思えませんでした」

鑑定人として、通常は解剖の詳細を語ることはできない。しかし、三澤は自分が大内の遺体から聞き取った声を、可能なかぎり社会に伝えなければならないと思った。

人間の体を内側から壊していく、放射線被曝。

放射線の影響は、体のすみずみにまで及んでいた。

しかし、体中の細胞が破壊されるなかで、大内の心臓は生きつづけていたのだ。

解剖は夜を徹しておこなわれた。

一二月二二日午前八時三七分、四時間半にわたる司法解剖が終わった。

死因は「放射線の大量照射（被曝）に起因して一次、あるいは二次的に惹起《じやつき》された多臓器の機能不全と推定される」とされた。

寒く、しかしよく晴れた、きらきらと光るような朝だった。

解剖を終えた大内の遺体は包帯できれいに包まれて、霊安室に運ばれた。霊安室まで付き添った医療チームの医師も涙を流していた。

午前九時四五分。大内と妻が乗った霊柩車《れいきゅうしゃ》は、故郷の茨城県に向かって出発した。棺《ひつぎ》の上には、看護婦たちが買い求めた小さな花束が載せられていた。

大内と家族、そして医療チームの八三日間にわたる闘いは終わった。

折り鶴《づる》

未来

医師や看護婦たちが懸命に大内の治療をつづけた東京大学附属病院救急部集中治療室。

被曝治療の日々は、医療チームの一人ひとりに、いまも大きな問いかけを残している。

大内が亡《な》くなってから、妻が病院を訪れたことが一度だけある。翌年の春だった。すでに、看護婦も多くが入れ替わっていたため、残っていたのは名和純子など数人だけだった。

妻は穏やかに礼を言った。

「お世話になりました。すごく、よくしていただいて」

名和は涙が止まらなかった。

「こんなつらいところによくまた来てくれたと思いました。しかもぜんぜん「よくしていただいて」と言われるようなことをしていないのに。もし大内さんにとっていいことをしてあげられていたら、きっと大内さんだって、よくなったはずなのに……。そう思わずにはいられなかったんです」

名和は大内の妻と抱き合って泣いた。

「でも、何よりも、あんなに我慢していた奥さんが元気そうだったことが、とてもうれしかったんです」

大内と出会い、そのケアを担当したことで、名和は自分が変わったと思った。いつも患者の側にいようと強く思うようになった。

「先生の指示でこういうときはこうしなきゃいけないと言われても、患者さんがいやがっていたり、言葉で言えなくても苦しがっていたりするようだったら、苦しくないように治療してほしいと、きちんと言いたいと思うようになりました。いつも患者さんの側についていたいと、前よりも、もっと強く思うようになったんです」

そして、自らの生き方についても考えた。

「自分にとって大切な人とはいっぱい話をして、その人がもし口もきけなくなって、

治療するかしないかという選択を迫られたときに、この人はこういう人だったから
この治療はつづけてくださいとか、この治療はやめてくださいとか、そういうこと
が言えるくらい、たくさんたくさん話をしたいと思うようになりました。
そして、「いのち」についても前よりずっと考えるようになりました。
生きたいと思っている人なのに生きられなかったら、その生きたいという思いを
すごくわかっているから、つらい。
反対に、生きたくないって思っているのに生かされている人を見ていても、とて
もつらい。
生きたいのか、苦しい思いをしてこれ以上生かされたくないのかは、本当に本人
にしかわからないと思うんです。だからこそ、「いのち」を人の手にゆだねられた
くない。
人は、落ち込んでいたら、もうどうでもいいって思って、死んでしまいたいと思
うときもある。がんばって生きたいと思うときもある。
わからない。「いのち」って何だろう？」

柴田直美も、「いのち」について考えつづけている。

「大内さん本人は、そして家族は、本当はどう生きたいのか、本当はどうしてほしいのだろうと、ずっと思いながらケアをしていました。

特殊なケースだから、本人や家族の希望があっても、それを実現するのが難しかったのは確かです。でも、できるならば本人の希望をかなえてあげたかった。その人の命なんだから。

死ぬのも生きるのと同じように、その人が自分の死に方を決められればいいのに。最後まで、その人の意志が尊重されるような、そういう最期《さいご》を。

「生きること」と「死ぬこと」が同じレベルで考えられるようになってもいいんじゃないでしょうか。いつも、どういうふうに死にたいのかとか、みんなもっと考えてもいいんじゃないでしょうか。

どういうふうに生きていきたいのかを考えるのと同じように、自分はどういうふうに死にたいのか、考えられるようになればいいのに。そう思うようになりました」

細川美香も大内の看護で考えが変わった。

「助かる見込みがない患者さんにとっての「生」を考えるようになりました。

この人にとっては治療をしても苦痛だけしか感じていないんだろうなという患者さんを見ていると、いままでは、そんなことをしても患者さんの苦痛な時間を長くしているだけだ、早く楽になりたいと思っているんじゃないかとどこかで思っていました。

でも、大内さんと出会って、その考えは変わりました。

どんな状況でも患者さんは、決して早く楽になって死にたいなんて思っていない。前向きに「よくなりたい、がんばりたい」と思っている。

そういう意志を持って病気と闘っている人もいるんだということを、大内さんのケアをしていて強く感じました。

大内さんだけでなく、患者さんはどんな状態、どんな状況であっても、生きたい、死にたくない、生きたいと、きっと思っている。

意識もなくて状態もよくなくて、治る見込みがないのにずっと延命していて、「生命の質」が問われる患者さんもいる。そのなかでも患者さんというのは、生きたい、がんばりたいと思っていると思うんです。

だから患者さんが生きたい、がんばりたいという気持ちがそこに現れているかぎり、その人は生きているのだと私は思います。どんな状況であっても。だからやっぱり患者さんのそういう気持ちを大事にして、自分ができる医療を一生懸命していきたいと思いました」

花口麻希は、いまも大内と対話をつづけている。

「あの治療の意味がいまだにわからずにいます。大内さんの気持ちがわからないから。

いま振り返ってみても、あそこまでがんばって治療をつづけたことが果たしてだれのためになったのか。やはり大内さんにつらいことを強いただけではなかったか。

大内さん自身の気持ちがもう永遠に聞けないから、自分自身がしてきたことへの後悔、罪悪感まで覚えてしまう。

本当は、大内さんはつらかったのではないかと、大内さんはこんなつらい思いをしたくなかったのではないかと思ってしまうと、大内さんのためではなくて、大内さんのつらさなど何もわからないような人のために、自分は大内さんを生かす手伝いをしてしまったのではないかという、すごく恐ろしいことを思ってしまう。

あんなに家族を思っていた大内さんだから、家族のためにがんばったんだって思わないと、自分が許せなくなる気がするんです。

自分が大内さんを無理やり生かさせてしまった一因になったのではないかと思うと、一生罪に感じてしまう気がするんです。

治療チームの一員としては、罪悪感と言ってはいけないのもよくわかっています。いまだに答えが出ないんです。

大内さんに答えてほしい。

大内さんの声が聞こえないかぎり、ずっと自分がやってきたことが正しかったのか、大内さんにたいしてものすごく重大なことを強いてしまったのか、わからない。

どちらでもいいから、大内さんに答えてほしい。

すごくいやだったよ、つらかったよって怒ってもいいから、別にありがとうって感謝されなくてもいいし、すごく怒ってくれてもいいから、どっちかの答えを大内さんからもらいたい。

考えても考えても答えは出ないと思うんです。

一生。歳《とし》をとっても。

大内さんに聞けないかぎり……」

翌二〇〇〇年四月一〇日。

大内の同僚の篠原理人《しのはらまさと》が東大病院の前川のもとに転院してきた。

篠原は大内の持っていたロウトにウラン溶液を流し込む作業をしていて、被曝したのだった。

浴びた放射線の量は大内の半分以下の六～一〇シーベルトだったが、致死量とされる量に変わりはなかった。

篠原は当初、大内と一緒に放医研（放射線医学総合研究所）に運ばれたが、造血幹細胞移植を受けることを目的に、大内が東大病院に転院した翌々日の一〇月四日、東京都港区白金台の東京大学医科学研究所附属病院に移っていた。

東京大学医科学研究所附属病院は一八九四年に北里柴三郎《きたさとしばさぶろう》が創設した伝染病研究所附属病院を前身とする。白血病やがんをはじめ、エイズや免疫《めんえき》異常など、難病の治療のために先端医療の研究と治療開発をおこなうプロジェクト病院だ。昭和五〇年代から骨髄移植の研究を手がけ、臍帯血《さいたいけつ》移植の研究と実施にも先進的な役割を果たしている。

臍帯血移植は前述のとおり、赤血球や白血球のもとになる造血幹細胞を豊富に含む赤ちゃんのへその緒の血液（臍帯血）を提供してもらい、移植する。一九八八年にフランスで始まった治療法だ。骨髄移植や末梢血《まつしょうけつ》幹細胞移植で問題となる提供者の身体的負担がないことや、GVHD（移植片対宿主病）のような拒絶反応が小さいことなどから急速に広まりつつある。

HLA（白血球の型）の合う提供者がいなかったことなどから、篠原には臍帯血移植がおこなわれることになった。

放医研からの転院に当たって心配されたのは医科学研究所附属病院が総合病院ではないため、皮膚科や消化器内科、それに集中治療の可能な診療科がないことだった。しかし、こうした治療については杏林《きょうりん》大学や日本医科大学などの協力が得られることになり、転院が決まった。

篠原は日本さい帯血ネットワークの東海臍帯血バンクに保存されていた血液の提

供を受け、被曝から一〇日目の一〇月九日に移植をおこなった。一五日後、移植の成功が確認された。篠原の骨髄には移植された細胞に混じって本人の骨髄細胞が残っていた。移植後、本人の骨髄の機能が徐々に回復し、被曝から二カ月後にはすべての血液細胞が本人のものになった。しかし、大内の場合と同じように、本来の免疫機能を持った細胞ができず、免疫不全の状態がつづいた。

篠原は当初、大内にくらべて症状が軽かったが、一歩遅れるかたちで同様の症状が出てきた。

一〇月末、手のひらや足の裏の皮膚が水ぶくれになってきた。障害は徐々に悪化し、一二月初めには体の七〇パーセントが火傷《やけど》のようになって、表面の皮膚がはがれ落ちた。このため、提供された培養皮膚や本人の培養皮膚の移植がおこなわれた。篠原は免疫の状態がよくなかったことが逆に幸いして、培養皮膚はほとんど拒絶されず、九〇パーセント以上が生着した。しかし、皮膚はその後、繊維のように変化して、硬く、ほとんど伸縮しなくなっていった。

篠原はずっと意識がしっかりしていた。

篠原の妻は大内が亡《な》くなったことをその日の夜、テレビのテロップで知ったが、すぐには夫に伝えることができなかった。「篠原さんは大内さんの場合とは違うからよくなりますよ」という医師の言葉を信じていた。

大内の死は一週間か二週間くらいたって、兄が伝えた。篠原は、そのとき泣きながら「俺もそうなるのかな」と言ったという。妻は「元気になったら、二人で大内さんのところにお線香をあげに行こうね」と夫を励ました。

篠原の状態は年が明けるまで落ち着いていたが、二月になって、ついに消化管からの出血が始まり、輸血が必要になった。三月にはMRSA（メチシリン耐性黄色ブドウ球菌）という細菌が原因で肺炎を起こしたことから、気管を切開して人工呼吸器で呼吸の管理をせざるをえなくなった。

東大病院からも専門の医師を迎えるなどして治療に当たっていたが、緊急被ばく医療ネットワーク会議の助言にもとづき、集中治療が可能で、大内の治療経験もある東大病院に転院することになった。被曝から一九四日目の四月一〇日のことだった。

しかし、容態の悪化は止まらなかった。転院から一週間後には尿が出なくなって、二四時間の持続的な血液透析が必要になった。また、放射線による肺の障害が顕著になり、肝臓の機能も悪化した。

そして、被曝から二一一日目の四月二七日午前七時二五分、死亡した。四〇歳だった。

司法解剖は大内の場合と同じく、筑波大学の三澤章吾がおこなった。篠原の皮膚は、まるで鎧《よろい》のように硬くなっていた。司法解剖に立ち会った前川は、培養皮膚の状態を見るために皮膚にメスを入れた際、「ザザッ、ザザッ」と、かつて解剖で聞いたことのない音がするのを聞いた。このとき前川は、高線量の被曝をした患者の前では自分たちがまだまだ無力だということを思い知らされた。

大内と篠原、二人の被曝患者の治療は前川の医療者としての驕《おご》りをみじんに打ち砕いた。同時に被曝治療は、近い将来、勝つ見込みのある闘いだとは思えなくなった。放射線障害を受けた臓器や組織を最新の再生医学によって次々と置きかえていくだけでは、人間は救えない。事実、大内も篠原も造血幹細胞移植は一応成功したものの、高度な免疫機能を持つリンパ球は未熟なままにとどまり、本来の免疫が回復することはなかった。

高線量の被曝、とくに臨界事故などによる中性子線被曝の治療について、これまで日本ではほとんど研究がおこなわれてこなかった。

日本は電力の三分の一を原子力に依存している。しかし、原子力防災体制のなかで、被曝治療の位置づけは非常に低いことを、前川は身をもって知った。自分たちのような臨床医が関わっていたら、もっと違う体制をとっているはずだった。

大内が死亡した際の記者会見で、最後に前川はこう言った。

「原子力防災の施策のなかで、人命軽視がはなはだしい。現場の人間として、いらだちを感じている。責任ある立場の方々の猛省を促したい」

事故など起きるはずがない――。

原子力安全神話という虚構のなかで、医療対策はかえりみられることなく、臨界事故が起きた。国の法律にも、防災基本計画にも、医者の視点、すなわち「命の視点」が決定的に欠けていた。

放射線の恐ろしさは、人知の及ぶところではなかった。今回の臨界事故で核分裂反応を起こしたウランは、重量に換算すると、わずか一〇〇〇分の一グラムだった。

原子力という、人間が制御し利用していると思っているものが、一歩間違うととんでもないことになる。そのとんでもないことにたいして、一介の医師が何をしてもどうしようもない。どんな最新の技術や機器をもってしても、とても太刀打ちできない。その破滅的な影響の前では、人の命は本当にか細い。

しかし、大内は、そして篠原は、その生命のかぎりをつくして、前例のない闘いに挑んだのだった。

放射線や原子力と命の重さの関わりを見つめ直したい、と前川は決意した。人の命の尊さを原子力防災の枠組みのなかで訴え、万が一、同じようなことが起きたとき、できるだけ早く医療者として対応できるような準備をしたいと思った。そのための体制づくりに、自分自身のこれからの人生とエネルギーを捧《ささ》げたい。

それは二人が与えてくれた決意だった。


事故から一年あまりたった二〇〇〇年一〇月一一日、茨城県警察本部の捜査本部はＪＣＯの事故当時の所長ら六人を逮捕した。捜査本部は、ＪＣＯが臨界の危険性を作業員に指導しないまま、バケツを使ってウラン溶液を扱う違法な作業をつづけさせるなど、国から許可を受けていないずさんな作業を重ねていたとした。そのうえで、六人がそれぞれの立場で尽くすべき安全教育や監督を怠ったため、臨界事故が発生し、大内と篠原を死亡させたとして、業務上過失致死の疑いで逮捕したのだ。国内の原子力施設で起きた事故で逮捕者が出たのは初めてだった。

六人は起訴され、大内の死から一年が過ぎた。そのころ、前川のもとに、大内の妻から手紙が届いた。

無事一周忌の法要をすませたことや、大内の実家を出て息子と二人で暮らすようになったことなどを報告したあと、手紙には、こう綴《つづ》られていた。

「事故以来、ずっと思うことは、自分勝手と言われるかもしれませんが、例え、あの事故を教訓に、二度と同じような不幸な事故が起きない安全な日々が訪れたとしても、逝《い》ってしまった人達は戻って来ることはありません。逝ってしまった人達に〝今度〟はありません。

とても悲観的な考えなのかも知れませんが、原子力というものに、どうしても拘《かか》わらなければならない環境にある以上、また同じような事故は起きるのではないでしょうか。所詮《しょせん》、人間のする事だから……という不信感は消えません。

それならば、原子力に携わる人達が自分達自身を守ることができないのならば、むしろ、主人達が命を削りながら教えていった医療の分野でこそ、同じような不幸な犠牲者を今度こそ救ってあげられるよう、祈ってやみません」

翌二〇〇一年三月、前川は定年を迎え、病院を去った。

六月、国の原子力安全委員会が「緊急被ばく医療のあり方について」という報告を出した。前川が中心になってまとめたこの報告は、地方自治体が地域防災計画を作るうえでのガイドラインとなるものだ。

報告はつぎのような基本理念を掲げている。

「……「いつでも、どこでも、誰でも最善の医療を受けられる」という命の視点に立った救急医療、災害医療の原則に立脚すること

①命の視点に立った対応であること

原子力利用の安全の確保は、人命の尊重、財産と環境の保全を図ることである。なかんずく、人命の尊重は最優先されるべきであり、当然ながら被ばく医療の対象として原子力施設の従事者と周辺住民等を区別すべきではない。……」

そのうえで報告は、全国の原子力関連施設の近くにある医療機関を被曝治療の初期医療機関として地域防災計画で新たに指定するとともに、重症の患者にたいする治療をおこなう中核施設となる医療機関を全国のブロックごとに指定する必要があるとしている。また、被曝医療の専門家を育て、医療機関同士のネットワークも整備すべきだとした。

前川は、医師としての仕事のかたわら、全国を飛びまわって専門家の教育とネットワーク作りに取り組んでいる。

大内の家族が折った一万羽近い鶴《つる》の一部は病院の待機室にずっと残されていた。淡くやさしい色合いの小さな千代紙を一つひとつていねいに折って、重ね、決してはずれないように一番下をビーズで留めている。婦長の小林志保子は「折った人の祈りがこもっていて、どうしても片づけることができないんです」と話す。

家族が思いを込めた折り鶴は、レースのカーテンからこぼれる柔らかな陽差しを受けて、輝きつづけていた。

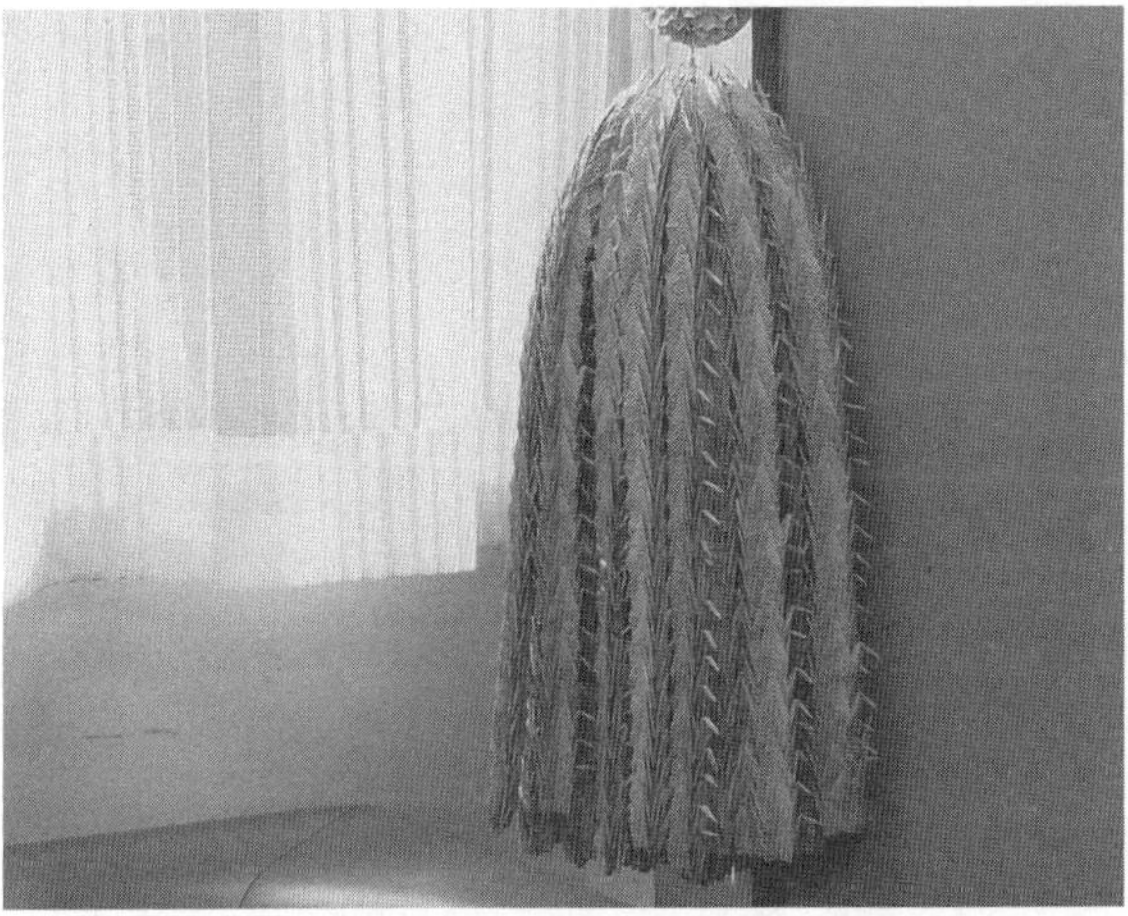

あとがき

一九九九年九月三〇日。

その日、薬害エイズ事件で業務上過失致死の罪に問われたミドリ十字の歴代三人の社長にたいする論告求刑が、大阪地方裁判所でおこなわれていた。薬害エイズの取材をずっとつづけてきた私は、東京・渋谷のＮＨＫ放送センターで、関係者に連絡を取ろうとして、昼食に行きそびれていた。

午後〇時半を過ぎたころだった。茨城県東海村の民間のウラン加工施設で放射能漏れ事故があり、作業員が病院に運ばれたという一報が入った。当初、事故があったのは住友金属の工場という話だった。私は会社側に連絡をとろうと、ただちに番号案内の一〇四に電話した。

呼び出された記者たちが続々と駆けつけ、取材するなかで、事故があったのは住友金属鉱山の子会社のJCOで、放射能漏れだと思われていたのは国内で初めての臨界事故だったことが明らかになった。しかも、臨界はまだ継続中だという。

午後一〇時前、茨城県が半径一〇キロ圏内の住民三一万人に屋内退避を勧告し、緊張はさらに高まった。翌一〇月一日未明には、近くにいた人たちも被曝したことが明らかになった。臨界を収束させる作業がJCO社員の決死隊によっておこなわれた。その結果、午前六時過ぎに放射線の量が著しく下がったという連絡が入り、まもなく臨界が収束したという確認がとれた。

これらの原稿を書いたあと、最終的に夜の『ニュース7』用の原稿をまとめて、ようやく短い仮眠がとれたことをおぼえている。その後、すぐに東海村に入り、一〇月四日放送の『クローズアップ現代』、そして一〇日放送のNHKスペシャル『調査報告・東海村臨界事故』の取材をつづけた。

私は科学文化部という部署で医療問題を専門に担当していた。このため、番組が一段落したあと、大内さんや篠原さんたちの治療に関する取材班に入った。東大病院は毎日、大内さんの病状のデータを明らかにしていた。しかし、客観的なデータだけでは患者の状態が十分にはわからない。私はそれまでに培《つちか》った医療関係の人脈を駆使して取材先と次々に連絡をとった。その結果知った病状は、データからは読みとれないすさまじいものだった。放射線被曝と必死で闘う大内さん。それを最新医学で懸命に助けようとする医療スタッフ。この「いのち」の闘いをどうにか番組として結実させ、世に問いたいと考えた。

事故から一年以上たって、大内さんのご家族から番組を制作することへの承諾が得られ、NHKスペシャル『被曝治療83日間の記録』の取材がスタートした。カルテや病状写真の公開などの交渉を進める一方で、二〇〇一年二月、本格的なロケが始まった。

ロケでもっとも気を遣ったのは関係者へのインタビューだった。取材のなかで、八三日間の壮絶な闘いは医療チームのメンバーの心にも大きな傷を残していると感じていた。私は、そうした心の傷も含めて、できるだけ忠実に伝えたかった。大内さんの「生」に向けての闘いを伝えるためには、それしかない。そのためには、逡《しゅん》巡《じゅん》する表情や沈黙さえも含めた、まさにテレビでしかできないインタビューが必要だった。

私は、インタビューは質問者と取材対象の二人の世界だと考えている。何をどう聞くか、相手との間合いを計りながら、順番を組み立てていくことが重要だ。そして、テレビの場合はカメラにも慣れてもらわなければならない。

インタビューをいつ始めるか、どう聞くか、つねに考えつづけた結果、ようやく開始したのはロケが始まって一カ月後だった。さまざまな聞き方を検討したものの、本番では、話してもらうための小細工を弄《ろう》することはやめた。質問を投げかけ、答えをただひたすら待つ、ある意味で愚直なインタビューを心がけた。話しだすまでの間《ま》、口ごもる表情、すべてを大切にしたかったからだ。

本書の出版に際して、もっとも悩んだのはそうした一人ひとりの貴重な証言インタビューをどう伝えるかだった。表情や間を文章で描写することで、情緒に流れてしまうことは避けたかった。迷った末、結局、忠実に言葉だけを伝えることにした。その代わりに、番組ではあまり伝えることができなかったカルテなどの医療情報をふんだんに取り入れた。

医療問題専門のテレビ記者になって一〇年近くがたっていた。テレビでは、疑問を感じさせたら、その時点で視聴者が離れてしまうため、どうしても単純化しなければならない部分が多くなる。日常の仕事のなかで若干フラストレーションとなっているこの部分を、本でなら伝えることができる。難しい医療の専門知識をできるだけかみくだいて説明し、克明な治療記録を理解してもらうことを通じて、大内さんの「いのち」の闘いと医療チーム一人ひとりの気持ちを伝えるよう努力した。

二〇〇二年七月、番組はモナコで開かれた第四二回モンテカルロ国際テレビ祭で、最優秀賞に当たるゴールドニンフ賞をいただいた。そのときのスピーチに、私の思いのすべてを込めた。

「取材を重ねるなかで、この番組を最高のものにしたいと考えつづけました。その気持ちの源泉となったのは、極秘とされている一枚の写真でした。それは大内さんのご遺体が写っている写真でした。体の正面の皮膚がすべてなくなって真っ赤になっているにもかかわらず、背中側の半分は皮膚が残って真っ白で、はっきりと境界ができていました。これまでにまったく見たことのない遺体でした。

放射線がＤＮＡを破壊し、体を内側から溶かしていく怖さを感じました。私は大内さんが、その怖さを多くの人に伝えてほしいと訴えていると思いました。

訴えを伝えたい、ただその気持ちだけが、困難な取材の中で私を支えてくれました。

この番組は私たちが作ったのではなく、大内さんが私たちに作らせてくれたのだと思っています。この賞は、むしろ大内さん自身が受け取るべきものだと思います」

プロデューサー、ディレクター、カメラマン、音声、照明、編集、ドライバー。制作スタッフみんなが同じ思いで番組を作ったと思う。その思いが伝わり、多くの方々が番組を見てくださったものと信じている。

出版の計画が実質的にスタートしたのは二〇〇一年九月一一日。担当者と初めて打ち合わせをしたこの日の夜、アメリカで同時多発テロが起きた。

そして一年後の同じ日にようやく脱稿し、二〇〇二年一〇月、岩波書店から『東海村臨界事故　被曝治療83日間の記録』として刊行された。本書は日本ジャーナリスト会議賞や新潮ドキュメント賞の候補作に推薦され、その縁もあって、今回新潮文庫に収録される運びとなった。取材・執筆した者として望外の喜びである。

文庫化に当たっては、細かな表現上の修正を加えたものの大幅な改稿は見送った。用語についても、例えば現在は「看護師」の方が一般的になってきたが、あえて「看護婦」の表記のまま通すなど取材した当時の社会の空気を大切にした。

大内さんと篠原さんに対する業務上過失致死などの罪に問われたＪＣＯの六人の幹部の裁判は、二〇〇一年四月二三日始まった。この中で検察側は、大内さんの妻が「夫は日ごろ自分の仕事は危なくないと言っていたが、仕事の危険性をよく理解していなかったのだと思う。今では夫は会社に殺されたのだと思っている」と証言していたことを明らかにした。

裁判では、大内さん、篠原さんとともに作業をして、中性子線を浴びた上司も刑事責任を問われた。上司は裁判で「臨界を防ぐ教育は受けていなかった。まとめて大量のウラン溶液をタンクに入れても大丈夫だと思っていた」と、会社の安全教育がいかにいい加減だったか陳述した。

二〇〇三年三月三日。水戸地方裁判所は、長年にわたる会社のずさんな安全管理が臨界事故を引き起こしたとして、六人にいずれも執行猶予《ゆうよ》のついた禁固三年から二年の判決を言い渡した。検察側も被告側も控訴せず、有罪は確定した。

四月一八日、JCOはウラン燃料加工事業の再開断念を表明。事業所内に保管している低レベル放射性廃棄物の管理や臨界事故で被害を受けたとする企業と住民への補償をおこなう会社として存続することになった。

JCOはその後、現場の設備を撤去する方針を示し、「事故の教訓として保存を検討すべきだ」とする東海村と一年以上にわたって紛糾した。

最終的に村が撤去の方針を受け入れ、事故から六年近くたった二〇〇五年六月六日、現場の解体工事が始まった。臨界を起こした沈殿槽は、このときも微量の放射線を出し続けていたという。慎重に作業が行われ、沈殿槽は復元しやすいよう四つに切断されて、保管された。村上達也村長はNHKの取材に対し、「人間のミスを象徴する重要な装置として、後世の人が適切に判断して活用してほしい」と話した。

その沈殿槽は、精巧なレプリカがつくられ、二〇〇六年四月から東海村にある原子力科学館で展示されている。

七月下旬のある日曜日、私は五年ぶりに現地を訪れた。日本原子力研究所と核燃料サイクル開発機構が統合した独立行政法人「日本原子力研究開発機構」や東京大学の研究施設、日本原子力発電の発電所など原子力関連施設が建ち並ぶ国道二四五号線の一角に原子力科学館はあった。アインシュタインをモデルにしたマスコットが迎える駐車場に車を停めると、正面には「核分裂の様子や連鎖反応をゲーム感覚で楽しめる」(「茨城の原子力二〇〇六」より)コーナーなどを備えた本館がある。私は右手にある別館の玄関を入った。すぐ左の狭い展示場に、それは展示されていた。直径約五〇センチ、高さ六一センチ。取材中、一度も見ることのできなかった沈殿槽――。

その汚れまでも忠実に再現したというレプリカはステンレスの鈍い光を放っていた。左側には作業用に取り付けられていた階段やパイプなども再現されており、事故当時の現場の様子がわかる。

手すりで仕切られた向こう側にあるレプリカは、思ったよりも小さかった。あの日、沈殿槽は青いチェレンコフ光を放って「裸の原子炉」となり、大内さんと篠原さんの命を奪った。その実感がどうしてもわいてこない。

小さな違和感を胸に残したまま、車を運転してJCOに向かった。梅雨が記録的に長い年で、夏休みに入っても雨空が続いていた。朝、東京を出たときは重い雲が垂れ下がっていたが、このときはなぜか晴れ間が広がり、本格的な夏を思わせる強い日差しが降り注いでいた。

記憶をたどりながら、国道六号線を北上し、村役場に向かう道との交差点を渡るとすぐに左折した。

大木に囲まれた道の正面にＪＣＯと親会社の住友金属鉱山などの施設があった。門は固く閉ざされ、右手にある警備所には、従業員らしき男性が二人詰めていた。周辺には雑草が生い茂っている。

私は車を降りて、草いきれの中、周囲を歩いた。事故直後、中をうかがい知ろうとねらう我々取材陣を遠ざけていた高さ三メートルほどの壁の上には、新たに三段の有刺鉄線が取り付けられていた。道を隔てて大型のパチンコ店がオープンしており、時折そこに入る車はあるが、人影はない。

見上げると、有刺鉄線を張った塀の上には、五年前と同じように無機質なコンクリートのビルがそびえていた。それは大内さんたちの悔しさを刻んだ墓標のように、私には見えた。

文庫化を前に、取材した人たちに改めて話を聞く機会があった。あのころと変わらず若手の医師を育てている人がいた。看護師の養成に当たるようになった人もいた。その人たちが一様に声をそろえたのは、事件がすでに風化しはじめている、ということだった。同時多発テロをはじめ、北朝鮮による拉致《らち》事件の発覚、イラク戦争、新潟県中越地震、JR福知山線脱線事故。国内外で大きな事件や事故、災害が相次いでいる影響があるのだろう。

「東海村の臨界事故を覚えている?」と若い医師や看護師の卵たちに聞いても、多くは「知らない」「何となく記憶にあるが、詳しくは覚えていない」と答えるのだという。

原子力に頼る、世界で唯一の被爆国・日本。放射線被曝が人体に何をもたらすか、その国民こそきちんと知っておかなければならないのではないだろうか?

朽ちていった「いのち」。それをとどめるために闘った大内さん、ご家族、医療チーム。関係するすべての人たちの八三日間に敬意を表したい。

そして、大内さんの「いのち」の記憶が番組や本書を通じて多くの人々の心に刻まれ、いつまでも生き続けることを願ってやまない。

二〇〇六年八月

NHK報道局科学文化部
岩本　裕

参考文献

「ローリングベッド使用が肺酸素化能と循環動態へ与える影響」池田一美ほか、ＩＣＵとＣＣＵ、22・No11、一九九八年
「ウラン加工工場臨界事故調査委員会最終報告書」原子力安全委員会ウラン加工工場臨界事故調査委員会、一九九九年一二月二四日
「東海村ウラン加工工場臨界事故に関する放医研報告書」村田啓・明石真言編、放射線医学総合研究所、二〇〇一年一月
「緊急被ばく医療のあり方について」原子力安全委員会原子力発電所等周辺防災対策専門部会、二〇〇一年六月
「ウラン加工工場臨界事故患者の線量測定　最終報告書」藤元憲三、放射線医学総合研究所、二〇〇二年二月
『造血幹細胞移植マニュアル　第2版改訂新版』名古屋ＢＭＴグループ、日本医学館、一九九九年
『放射線基礎医学　第9版』菅原努監修、青山喬編著、金芳堂、二〇〇〇年
『法医学事件ファイル　変死体・殺人捜査』三澤章吾、日本文芸社、二〇〇一年

"Radiation-induced genomic instability and persisting oxidative stress in primary bone marrow cultures" S. M. Clutton, K. M. S. Townsend, C. Walker, J. D. Ansell and E. G. Wright, *Carcinogenesis*, 17, no. 8, 1996.

"Chromosomal instability in unirradiated cells induced *in vivo* by a bystander effect of ionizing radiation" G. E. Watson, S. A. Lorimore, D. A. Macdonald and E. G. Wright, *Cancer Research*, 60, October 15, 2000.

"The criticality accident in Tokaimura——Medical aspects of radiation emergency" H. Tsuji and M. Akashi (eds.), *Proceedings of International Symposium*, October, 2001.

"Inflammatory-type responses after exposure to ionizing radiation *in vivo*: a mechanism for radiation-induced bystander effects ?" S. A. Lorimore, P. J. Coates, G. E. Scobie, G. Milne and E. G. Wright, *Oncogene*, 20, 2001.

"Transplantation for accidental acute high-dose total body neutron and γ-radiation exposure" S.Chiba et al., *Bone Marrow Transplantation*, 29, 2002.

解説

柳田邦男

放射線被曝《ひばく》の凄絶《せいぜつ》さについて、自分はどこまで具体的にイメージすることができていただろうか。東海村臨界事故で大量の放射線をあびて死亡した技術者の症状の進行を細密に記録した、ＮＨＫ取材班による本書を読んで、強烈なフックを食らったような衝撃を受けた。

かつて私は、記者として広島で三年余り原爆被爆の実相について取材したことがある。一九六〇年代前半のことだ。戦後十五年以上経《た》っていたとはいえ、被爆者たちの体験を聞くと、まるで昨日のことのように生々しかった。焦熱地獄の様相は、証言や写真記録や手記などから、身震いするほどのイメージを描くことができた。また、生き残った被爆者たちの原爆後障害は、戦後数年経ってから顕著になってきた白血病や、十数年経って増え始めたがんについては、広島原爆病院や広島大学原爆放射能医学研究所（現原爆放射線医科学研究所）などを訪ねれば、目の前で起こっていることとして確認することができたし、その医学的な報告も次々に発表され始めていた。

その後も現在に至るまで、被爆者たちに刻まれた後障害の深刻さについては、手記や取材報告や医学論文などで、継続して注目してきたし、チェルノブイリ原発事故の被曝者たちの医学的報告についても目を向けてきた。私にとっては、核兵器による被爆も原発事故による被曝も、同じ視野の中にあった。その経過の中で、私は大量の放射線が人間にもたらすものについて、わかったつもりになっていた。そのわかったつもりを打ち砕かれたのが、本書によってだった。

一九九九年九月三〇日に起きた東海村臨界事故では、ウラン燃料の加工作業をしていた大内久《おおうちひさし》氏と篠原理人《しのはらまさと》氏の二人の技術者が大量の中性子線をあびて死亡した。二人とも現代医学の最先端の知識と技術を動員した治療を受けたが、大内氏は八十三日目に、篠原氏は二百十一日目に最期《さいご》を迎えた。本書は、岩本裕記者を中心とするNHK取材班が、大内氏に焦点をあてて治療と闘病の経過を追ったドキュメントだ。この臨界事故の原因となった、安全無視の違法な作業手順や企業の経営管理の問題、さらに事故が住民に与えた影響や日本の原子力行政の問題については、読売新聞編集局著の力作『青い閃光《せんこう》——ドキュメント東海臨界事故』（中央公論新社、二〇〇〇年）やジャーナリスト粟野仁雄《あわのまさお》著『あの日、東海村でなにが起こったか——ルポJCO臨界事故』（七つ森書館、二〇〇一年）などの取材報告がある。しかし、高線量の中性子線被曝をした作業員が身体の臓器・組織・機能にどのようなダメージを受け、それに対し東京大学医学部付属病院に集まった前川和彦《まえかわかずひこ》教授（当時）を中心とする最高の医療班が、どのように苦闘したかについて詳細に追跡取材をした記録はなかった。そこに焦点を絞った点に、岩本記者たちの取材記の意義がある。

　岩本記者たちの記録は、大内氏の病状と治療が重大な局面に直面した段階ごとに章を立てて、経過を追っていく。大内氏の体内では、放射線被曝の瞬間に、細胞を秩序立てて再生していく〝生命の設計図〟を秘めた染色体が、専門家の知識と経験をはるかに超えるほどのひどさで、めちゃめちゃに破壊されていた。その苛酷《かこく》な状態は、四日目に採取された骨髄細胞の顕微鏡検査でまざまざと露呈された。血液中の免疫《めんえき》を司《つかさど》るリンパ球はゼロ、白血球も急速に減少。出血を止める血小板も大幅に減少。七日目から、大内氏の妹さんに血液中にある造血幹細胞を増やす薬G‐CSFを注射したうえで、増えた造血幹細胞を採取して大内氏に移植する末梢血幹細胞移植が開始される。十八日目にこの移植の効果によって、白血球数が回復。

　二十七日目、恐れていた大量の下痢が始まる。内視鏡で見ると、腸の粘膜がなくなり、消化も吸収もできない状態。体表の皮膚の水ぶくれが破れて体液、血液が浸《し》み出すようになったばかりか、新しい表皮ができてこない。妻と妹さんは「もうさわれるところがありませんね」と寂然となる。皮膚から浸み出す水分は一日二リットル（！）を超える。五十日目からは、五つの大学から培養皮膚を取り寄せて移植を開始、妹の提供皮膚の培養分を含めて約七十枚も移植するが、生着しなかった。五十九日目、心停止。蘇生《そせい》に成功するが、腎《じん》機能ほぼ廃絶、肝不全に陥る。六十三日目、細菌などを攻撃する免疫細胞マクロファージが正常な赤血球や白血球を食べてしまう原因不明の血球貪食《どんしょく》症候群が起きているのを確認……。

最先端の薬や技術を総動員しても、あらゆる臓器、組織、機能が総崩れになっていくのを食い止めることができない。その凄《すさ》まじい病態・症状の記述に私は息を呑《の》むと同時に、ハッと気づくことがあったのだ。私は書庫から、広島・長崎の原爆被災の全貌《ぜんぼう》を戦後間もない時期にはじめて集成した日本学術会議の『原子爆弾災害調査報告集（全二巻）』（日本学術振興会、一九五三年）と広島市・長崎市原爆災害誌編集委員会編による『広島・長崎の原爆災害』（岩波書店、一九七九年）を出してきた。被爆即死でなく、被爆による重症者たちの病態・症状の実態を再確認したいと思ったのだ。それによると、重症被爆者たちは、悪心《おしん》、嘔吐《おうと》、発熱、出血、下痢、脱毛、口内炎、倦怠《けんたい》感などに加えて、白血球、血小板の急激な減少、粘膜の壊死《えし》などが進行し、最重症群は十四日以内に全員死亡、次のレベルの重症群の半数が四十日以内に死んでいった。

大内氏の八十三日間の凄絶な闘いのディテール（細部）を知った上で、原爆被爆者たちの症状の記述を読み返したとき、簡潔な医学的記述の向う側にあった重症被爆者たち一人一人の死に至るまでの、むごいとしか言いようのないプロセスが、突如物凄《ものすご》いリアリティをもって見えてきた。

そして気づいたこととは、こうだ。核戦争であれ核事故であれ、即死者はもちろん悲惨だが、生き残った被爆者たちあるいは原発事故や核事故の被曝者たちの多くが、大内、篠原両氏のように、数日ないし数週間、あるいは数カ月、地獄の拷問《ごうもん》に等しい経過を経て死に至る人々が続出するということだ。さらに、それでも生き残った被爆（曝）者たちも、十年後、三十年後にがんなどを発症する人々が少なくないことを、歴史は示している。その苛酷な事実を知らずに、核武装論などを言い出す言論人に、私は寒気を覚える。


この東海村臨界事故と合わせて、一九八六年に起きたチェルノブイリ原発事故の被害の実態についても知っておく必要があろう。旧ソ連（現在はウクライナ共和国）のチェルノブイリ原発事故では、事故発生時に現場にいた運転員、作業員と駆けつけた消防隊員ら計三十一人が、火傷《やけど》と放射線被曝で死亡した。超重症ゆえに直後に死亡した人やモスクワの病院で高度な治療を受けた末に死亡した人など、症状によって死までの期間はさまざまだったが、ともかくこの事故による死者は「三十一人」という数字が記録され、広く年表などにも、そう記載されている。

しかし、チェルノブイリ原発事故によって放出され広くばらまかれた放射性物質は極めて多く、広島型原爆五百発分の「死の灰」がまきちらされたと推定されている。このため、原発から半径三十キロ以内は入域制限地域に指定され、その地域のウクライナと隣国ベラルーシ（旧白ロシア）の住民約四十万人が強制的に移住させられ、二十年後の二〇〇六年四月現在その規制は解除されていない。

放射性物質で汚染された地域は、それよりはるかに広範囲におよび、被曝者は約二百六十万人と推定されている。とくに、事故直後に消火作業にあたったり高濃度汚染土の除去・被覆作業にたずさわったりした消防士や軍人、高濃度汚染地域の住民など約六十万人は大量の放射線をあびた可能性が強く、その人々の中から白血病や甲状腺がんなどの、放射線障害特有の病気になる人々が、年々増えている。とくに子どものがんなどの発症率の高さが問題になっている。

チェルノブイリ原発事故の犠牲者が、一体今後どれくらいの数になるのか、その見通しは明らかではないが、ＩＡＥＡ（国際原子力機関）の予測（二〇〇五年九月発表）では、がんなどによる死者数は約四千人とされている。しかし、専門家の中には、それでは少なすぎると批判する意見もある。一方、ＷＨＯ（世界保健機構）は、二〇〇六年四月、低汚染地域の住民も含めれば、九千人に達する可能性があると発表。さらにＷＨＯの下部機関であるＩＡＲＣ（国際がん研究機関）は、同月独自に、欧州全域への影響を含めると、死者数は約一万六千人に達するおそれがあるとの推計を発表した。

いずれも推計の根拠によって、数字が違ってくるのだが、いずれにせよこれらの数字は、原発事故で放射性物質が大量に放出されると、いかに深刻な事態になるかを示している。これが核戦争になったら、もたらされる事態は、もはや想像を超えている。

大内氏と篠原氏の死が問いかけるメッセージを読み解く鍵は、八十三日間と二百十一日間の「生と死」のプロセスをしっかりと見つめるところにある。そのための記録を公開することに同意された大内氏のご家族と医療者たちに、私は敬意を表したい。

(本稿は柳田邦男『「人生の答」の出し方』〔新潮社〕所収の評論「想像を絶する被曝の病像」に若干の加筆をして転載したものです。)

この作品は平成十四年十月岩波書店より刊行された『東海村臨界事故　被曝治療83日間の記録』を改題したものです。

朽《く》ちていった命《いのち》

—被曝治療83日間の記録—

新潮文庫　え - 16 - 1

平成十八年十月一日　発行
平成二十三年十二月二十日　十七刷

著者　NHK「東海村臨界事故《とうかいむらりんかいじこ》」取材班《しゅざいはん》

発行者　佐藤隆信

発行所　株式会社　新潮社
郵便番号　一六二—八七一一
東京都新宿区矢来町七一
電話　編集部(〇三)三二六六—五四四〇
読者係(〇三)三二六六—五一一一
http://www.shinchosha.co.jp

価格はカバーに表示してあります。

乱丁・落丁本は、ご面倒ですが小社読者係宛ご送付ください。送料小社負担にてお取替えいたします。

印刷・錦明印刷株式会社　製本・錦明印刷株式会社

ISBN978-4-10-129551-0 C0147